# 医学生からの診断推論

山中克郎 [著]

今日もホームランかっとばそうぜ

羊土社
YODOSHA

**謹告**

　本書に記載されている診断法・治療法に関しては，発行時点における最新の情報に基づき，正確を期するよう，著者ならびに出版社はそれぞれ最善の努力を払っております．しかし，医学，医療の進歩により，記載された内容が正確かつ完全ではなくなる場合もございます．

　したがって，実際の診断法・治療法で，熟知していない，あるいは汎用されていない新薬をはじめとする医薬品の使用，検査の実施および判読にあたっては，まず医薬品添付文書や機器および試薬の説明書で確認され，また診療技術に関しては十分考慮されたうえで，常に細心の注意を払われるようお願いいたします．

　本書記載の診断法・治療法・医薬品・検査法・疾患への適応などが，その後の医学研究ならびに医療の進歩により本書発行後に変更された場合，その診断法・治療法・医薬品・検査法・疾患への適応などによる不測の事故に対して，著者ならびに出版社はその責を負いかねますのでご了承ください．

# はじめに

　私は医学部卒業後、30年間のキャリアのほとんどを臨床医として過ごしてきた。臨床が大好きなのだ。医学部教官や医師国家試験作成委員を経験し、医学部では臨床から学ぶ実践的な教育が不足していると強く感じた。医学部3〜5年生を対象に週に一度、診断推論を教えていたことがある。教材は私が経験した教育症例である。1年もすると、みんなメキメキと診断推論の実力がついてきた。そんな医学生たちを見て、「従来の勉強のやり方は間違っている。がむしゃらに頑張るのではなく、効果的で質の高いトレーニングを積むことが必要」と痛感した。

　この本は実際の診療を意識している。医師国家試験に受かった翌日から、すぐに役立つ知識や技術を厳選した。執筆しながら、私は医学部に通う娘のことを思い続けていた。できるだけわかりやすく、診断推論の楽しさを伝えたい。また、父親として一人の臨床医として、娘にどうしても伝えなければならないことがあった。良医となるには、医学知識だけでなく医師としての心構えも体得する必要がある。

　独りよがりにならないよう、多くの先人や優れた指導医たちがどうやって診療しているのかも、できるだけ紹介した。「アイデアとは既存の要素の新しい組み合わせ以外の何ものでもない」は

ジェームス・W・ヤングの言葉である。上級医のいろいろな診療スタイルや勉強法に接して、自分に合った方法をみつけていってほしい。

### 徳は孤ならず必ず隣あり　　論語

　私はこれを「人格者は孤独ではなく、これを助ける人が必ず現れる」と理解している。孔子は他人への思いやり「仁」を大切にした。いつも真摯に振る舞い、徳を積みながら努力を続ければ、多くの人から応援してもらえる。小さなことでも一生懸命行うと認められるようになる。能力が優れたものは、不遇の境遇にいてもいつか必ず実力を発揮する。「仁」を重んじる診療が大切である。医者は他人に幸せを与える職業だ。自分自身が幸せで心にゆとりがないと、他人の幸せを考えることは難しい。家族や恋人、友人を大切にしよう。頑張りすぎてはいけない。

　臨床において誤診をしないようにしようという防御的な考えが、不必要な血液検査やCT検査を増やしている。診断の醍醐味は、勉強していれば「あっ　これか」と気づく楽しさである。一発診断ができる可能性は10％くらいだが、「この症状とこの身体所見があるなら、診断は○○だよね」と一発診断ができると指導医や同僚からも尊敬され嬉しくなる。一発診断ができなくても、重要なキーワードに気がつけば、鑑別診断は限られてくる。どの検査が必要

なのか一目瞭然である．勉強のコツを学び努力さえすれば，誰でもホームランが打てるのである．

　みんなが不安になる現代社会において，「今日もホームラン かっとばそうぜ」と向こう見ずに元気な軽躁状態の人がいるのも楽しい．失敗してもいい．転んだら立ち上がって，また走り出せばよい．周りの友人を気にしてはならない．自分らしいユニークさを追求し，まっすぐ前だけを見て走り続けることが大切だ．ポジティブに考え，つまらない仕事も輝かせよう．

　最後に，ユニークで衝撃的な本にしたいという私のわがままに協力していただいた，編集部の間馬彬大さん，溝井レナさん，模擬患者や診療実演の撮影に協力いただいた羊土社の皆様に心からお礼を申し上げたい．

2016年3月

八ヶ岳を眺めながら<br>**山中 克郎**

# CONTENTS

はじめに 3

## 第1章 心に火をつけろ 11

1 苦悩する患者と向かい合う 12
2 多職種連携で行う医療 13
3 最初の1分間で心をつかめ 14
4 仕事の意義は社会の役に立つということ 16
5 感受性を高めろ 17
6 サイエンスとアート 19
7 普段からの行いを大切に 22
8 知識より実践が重要 24
9 トレーニングで診断能力を高めよう 26
10 徒党を組むな 27
11 自分らしく生きる 29
12 一生学び続けろ 30

## 第2章 診断の80%は問診である 33

1 診断のプロセスとは 34
2 診断で何より大切なのは問診である 35
3 発症様式からの原因推定 38

| | | |
|---|---|---|
| **4** | 時間軸と空間軸を用いた鑑別診断の絞り込み | 40 |
| **5** | 痛みならOPQRSTで問診を | 43 |
| **6** | 攻める問診 | 45 |
| **7** | Snap Diagnosis（一発診断） | 47 |
| **8** | 「キーワード」から可能性がある疾患を展開する | 49 |
| **9** | よくある疾患は「パッケージ」で攻めろ | 52 |

## 第3章　身体診察でわかること　　55

| | | |
|---|---|---|
| **1** | 問診の段階で診察すべきところはもう決まっている | 56 |
| **2** | 鑑別診断は2軸で考える | 60 |
| **3** | 患者に直接触れることの大切さ | 61 |
| **4** | 診察の技術を磨く | 63 |
| **5** | バイタルサインの取りかた | 66 |
| **6** | 意識レベルの評価 | 69 |

## 第4章　実践的な診察法を身につけよう　73

| | | |
|---|---|---|
| **A** | 患者との対面（最初の1分間で心をつかむ） | 76 |
| **B** | 循環器系の診察 | 77 |

## CONTENTS

| | | |
|---|---|---|
| **C** | 呼吸器系の診察 | 89 |
| **D** | 腹部診察 | 99 |
| **E** | 神経診察 | 113 |

## 第5章 さあ、診断推論をしてみよう　125

| | | |
|---|---|---|
| **1** | 診断の具体的手順とプロブレムリスト | 126 |
| **2** | 診断手法のバリエーション | 126 |
| **3** | 症例プレゼンテーションはこう進めよう | 130 |
| **4** | 状況別のプレゼンのポイント | 133 |
| **5** | 症例でみる診断推論の進め方 | 135 |
| **6** | 診断力を鍛える勉強法 | 153 |
| **7** | 医師・医学生にとっての勉強とは | 156 |

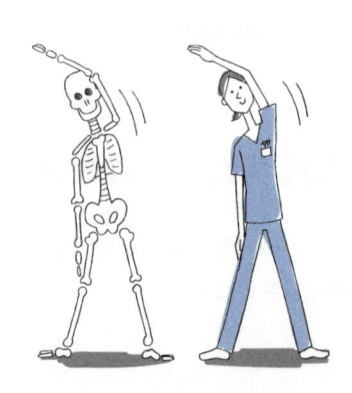

## 覚えておきたい 臨床のポイント・診断ツール

本文中でまとめている重要事項、診断に役立つツールです

### 第2章

| | |
|---|---|
| 急性発症の分類 | 39 |
| アジア帰りの人が発熱（Asian Big5） | 41 |
| 潜伏期からの感染症の絞り込み | 42 |
| 痛みのOPQRST | 44 |
| 発熱＋皮疹で考えられる疾患 | 50 |
| ショック患者の皮疹で考えられる疾患 | 50 |
| 徐脈＋ショックで考えられる疾患 | 51 |
| 血沈＞100mm/時となる疾患 | 51 |
| 虫垂炎で聞き出すこと | 52 |

### 第3章

| | |
|---|---|
| 検査結果と病気の有無の考え方 | 57 |
| 感度・特異度 | 57 |
| 尤度比と確率の変化 | 59 |
| 「失神」で想起される疾患 | 60 |
| 敗血症の診断基準 | 66 |
| 改訂 長谷川式簡易知能評価スケール（HDS-R） | 71 |
| Mini-Mental State Examination（MMSE） | 72 |

### 第4章

| | |
|---|---|
| 血圧の正しい測定法 | 78 |
| COPDの所見 | 96 |
| quick SOFA score | 100 |
| 内臓痛と体性痛 | 103 |
| Alvarado score（MANTRELS score） | 113 |
| 高次脳機能障害と病変部位 | 115 |
| 脳神経と役割 | 116 |
| 眼瞼下垂の鑑別診断 | 117 |
| 指タップ試験による鑑別診断 | 119 |
| 歩行の観察 | 121 |

### 第5章

| | |
|---|---|
| VINDICATE!!! ＋P | 128 |
| 症例プレゼンテーションの順序 | 131 |
| Review of Systems（ROS） | 132 |

## 購入者特典 動画で身体診察が学べます！

第4章で movie ▶ マークのついている診察手技は、動画での解説を web でご覧いただけます。ぜひご活用ください。

**動画一覧**

1. 患者との対面〜はじめの1分
2. 循環器系の診察 ❶ 頸静脈波
3. 循環器系の診察 ❷ 心音
4. 呼吸器系の診察 ❶ 胸部診察と聴診
5. 呼吸器系の診察 ❷ COPDの診察
6. 頭頸部の診察
7. 腹部診察
8. 神経診察 ❶ 脳神経
9. 神経診察 ❷ 小脳機能
10. 神経診察 ❸ 歩行観察

動画閲覧には一般的なインターネット接続環境が必要です

### 特典ページへのアクセス方法

**1** 羊土社ホームページ にアクセス（下記URL入力または「羊土社」で検索）

> http://www.yodosha.co.jp/

**2** [羊土社 書籍・雑誌　特典・付録] ページに移動
羊土社ホームページのトップページに入り口がございます

**3** コード入力欄に下記コードをご入力ください

コード： **cvx** - **uuok** - **jqxt**　※すべて半角アルファベット小文字

**4** 本書特典ページへのリンクが表示されます

※ 羊土社HP会員にご登録いただきますと，2回目以降のご利用の際はコード入力は不要です
※ 羊土社HP会員の詳細につきましては，羊土社HPをご覧ください

第 1 章

# 心に火をつけろ

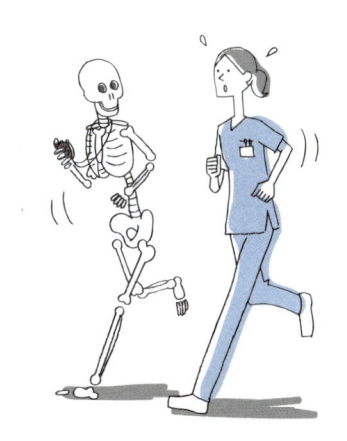

# 1 苦悩する患者と向かい合う

　おめでとう。君たちは難関の医学部に合格した。「早く一人前の医者になり困っている患者を助けたい」そんなことを考えながら、教養科目や基礎医学を学んでいることだろう。**「人の命を救うために全力を尽くす」**こんな美しいことはない。社会の役に立つことをしたいと、多くの人は考えながらさまざまな仕事に従事している。自分の下した正確な診断や適切な治療により命が救われる。素晴らしいことだ。

　医学は、すさまじい勢いで進歩している。だからこそ、君たちが医師を続けるかぎり、勉強は一生続けなければならない。思い出してみてほしい。今から100年前は、第一次世界大戦（1914〜1918年）のころであった。抗生物質はまだなかった。フレミングがペニシリンを発見したのは1928年、ペニシリンGが治療に用いられるようになったのは1942年のことである。抗生物質がない時代、肺炎の治療はどのように行われたのであろうか。おそらく医師の役割は今よりずっと小さかっただろう。患者を暖房のある清潔な病室に入院させ、献身的な看護婦に食事や身の回りの世話をお願いしただけであったろう。患者が助かるかどうかは、患者の抵抗力が決めたのだ。しかし、第二次世界大戦（1939〜1945年）の後に抗生物質が使えるようになり、多くの人々の命を奪った肺炎や外傷による感染症を治すことができるようになった。

　科学における他の領域と同じように、この50年間で医学はさら

に急速な進歩を遂げ、集中治療室でのモニター管理や高度な治療、ロボットを用いた手術まで行うことができるようになった。医療技術の発展は、以前は治療が困難であった患者を救うという可能性を飛躍的に高めた。しかし、同時に医療者が勉強しなければ、どんどんとその進歩から取り残され、すぐに「やぶ医者」になってしまう危険を生み出している。

# 2 多職種連携で行う医療

「1人でも多くの患者を幸せにする」という目標は医師だけでなく、すべての医療従事者に共通する目標である。医療に対しさまざまな要求と結果が求められる現代は、医師だけでできる仕事は限られている。例えば、75歳女性が肺炎で入院するとしよう。既往歴に糖尿病と脳梗塞があり、右下肢の動きが不自由だ。

**医療事務員**が入院に必要な書類を準備してくれた。担当医である研修医は問診をとり診察する。研修医は**指導医**に相談し、検査と治療のオーダーを出す。病棟では担当**看護師**が医師からの指示を見て、点滴や採血を行い、抗菌薬を**薬剤部**から調達する。食事の内容と開始時期を**食糧部**に連絡する。

入院3日経っても熱が下がらない。呼吸状態も悪化している。**放射線技師**に胸部の緊急CT検査を依頼する。入院時の喀痰培養から耐性菌が検出された。**感染症対策チーム**（医師、看護師、検査技師）と抗菌薬の変更について相談する。入院5日目に解熱し

歩行ができるくらいに肺炎がよくなった。**理学療法士**による嚥下と歩行のリハビリテーションが開始された。入院10日目に退院予定となった。**ケースワーカー**と**主治医**が患者家族と面談し退院後の療養について話し合い、次回の外来予定日を決定した。

このように1人の患者の入退院に関してたくさんの業種が関わる。複雑な治療が加われば、もっとたくさんの人が関与することとなる。医者は医療チームのリーダーであり、すべての責任をもつ重要な役割があるが、医師だけで医療を行うことは不可能である。だからこそ、**多職種のみんなの力を最大限に発揮し、気持ちよく働いてもらうためコミュニケーション能力を高めることが医師には欠かせない。**

# 3 最初の1分間で心をつかめ

私は30年の臨床経験を通じて、**患者との「最初の1分間の出会い」が診療において最も大切である**ことに最近気がついた。最初の1分間で患者の心をぐっとつかむことは、その後の診療のほとんどすべてを決める大きな力がある。最初の1分間で心をつかまなければ、患者は本当のことを話してくれないのだ。

出会った瞬間に、「この人いい人だな」と直感で感じた経験が君たちにもあるのではないだろうか。第一印象で、人に好感を与える要素は何だろう。**第1に笑顔**である。ブスッとして話しかけられるより、少し微笑んでもらうと印象が良くなる。**第2に誠実な**

態度である。自分の名前を名乗り親切に対応する。これはとても大切なことである。**第3に知的であると感じさせる雰囲気**である。礼儀正しい言葉使いやきちんとした服装が大きなウエイトを占める。

　診療も同じだ。にっこりと笑顔で「今日担当させていただく山中です。よろしくお願いします」とあいさつし、謙虚かつ誠実な態度で接したい。重症患者は非常に強い症状で来院することが多い。例えば、ひどい腹痛のため救急室を訪れる。そんなときは優しく共感の言葉で話しかけるのが良い。「○○さん、昨晩からこんなにおなかが痛かったのですね。それは大変でしたね。もう病院に着いたので安心してください」手を握りながら、こんな声かけをすれば、患者は大いに安心するだろう。このとき、本当に心から同情し、自分は絶対に患者を救うのだという強い決意とひたすら真心を尽くすことが大切である。

　視線の高さも大切だ。患者さんの目の高さと同じか、やや低いぐらいが、ちょうどいい。救急室のベッドに横たわっている患者

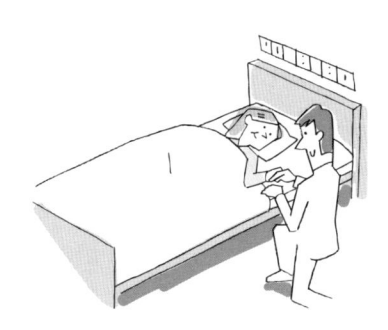

に話しかける場合には、必然的に医師は膝をついて対応することとなる。私は、いつでも汚れを気にせずひざまずけるよう黒のジーンズを履くのが好きである。上着は青色の手術着（スクラブ）だ。こんなスタイルで診療している。高齢者は正面のごく限られた狭い範囲しか見えていないので、やや下のほうから正面に回り込みながら手や背中を触れて、優しくゆっくりと話しかけるとよい。

## 4 仕事の意義は社会の役に立つということ

　少しでも社会の役に立つことということが、仕事の本来の意義であると思う。テレビドラマに登場するような、難しい手術を鮮やかにやってのける天才的外科医だけではなく、患者の悩みに寄り添う、そんな内科医だって地味だが社会の役に立っている。**少しでも患者や家族を幸せにすることに医師としての仕事の意義がある。**

　仕事は楽しいことばかりではない。若い頃は雑用と呼ばれる、あまり皆がやりたくないような仕事もしなければならない。**ちっぽけな仕事なら、それを感動の仕事に変えよう。**人の嫌がる雑用には宝の山がある。研修医になると、受け持ち病棟の朝の採血という業務が回ってくる。面白みがなく誰もやりたくない雑用である。しかし、これは採血の技術を高め、救急室のような切迫した状況下でも、迅速かつ正確に採血を行うためのトレーニングに絶好の機会である。また、患者とのコミュニケーション術を磨く場

でもある。「おはようございます」のあいさつとともににっこり笑い、「ご機嫌いかがですか」と、自分の担当以外の患者とのコミュニケーション能力を鍛えよう。さらに、患者の顔面や手掌の色から貧血の値を想像し、発熱の程度と発熱に付随する症状から、白血球やCRP（C反応性タンパク）といった炎症反応の値を推定するというトレーニングもできる。

　医学部も6年生になると、病棟で見かける機会はめっきり減る。医師国家試験の準備のために、自習室で勉強しているのだろう。こんな最終学年の1年間を、ほとんど医師国家試験の準備に使うとき、ともすればつまらない勉強のように思える。しかし、これも臨床能力の高い医師になるための1つのトレーニングである。国家試験に通ることが目標ではない。医師になり「1人でも多くの患者を救う」ことが目標である。さまざまな症状に苦しんでいる患者を救っている将来の自分を夢みながら勉強すれば、国家試験勉強も楽しい訓練の1つとなるであろう。

## 5 感受性を高めろ

　アーサー・コナン・ドイルは、推理小説シャーロック・ホームズの作者である。ドイルは眼科医であった。ホームズのモデルは、学生時代に教えてもらった、外科のジョセフ・ベル教授であるといわれている。ホームズら学生が、ベル教授の外来を見学したときの様子が伝えられている。

ある女性が小さな子どもを連れてベル教授の外来を受診した。初めて会う患者であったにもかかわらず、ベル教授は患者に何も聞くことはなく出身地や、患者にはもう1人別の子どもがいること、どのような道を通って病院にやってきたかということを、見事に推理することができたのである。診察が終わって、ドイルたち医学生はベル教授に、どうしてそのようなことが患者に質問することなしにわかったのかと尋ねた。

　「あの患者の話す言葉の訛りは独特だった。患者が連れてきた女の子のコートは、あの子にとっては小さめだった。だから私はきっと患者にはもう1人別の子どもがいると思った。患者の靴底に赤い土がついていた。あんな土があるのは、ここでは植物園以外にはない。植物園を通り近道をして病院に来たと推測したのだよ」と見事な推理の理由を述べたのである。

　**医師にとって、観察力は非常に大切である**。そのためには、いろんなことに関心をもっている必要がある。患者のベッドサイド

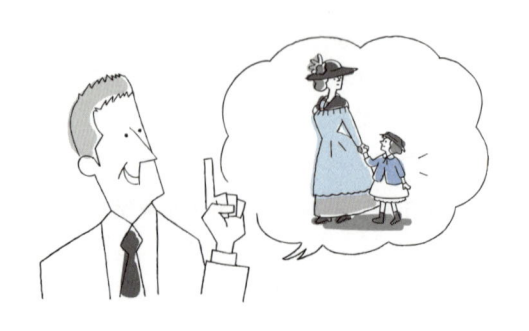

に置かれた美術書を見て、「ああ、印象派がお好きなんですね。私もモネが大好きですよ」と会話することができれば、患者さんとの信頼関係は一層うまく築かれるだろう。人は誰でも、自分に関心を持ってもらうことは嬉しいのだ。

　医学の勉強ばかりしているガリ勉学生をときに目撃するが、このような学生が、すごくいい医師になるとは到底思えない。医学書だけでなく、小説や美術書、歴史書、あらゆるジャンルの本に関心をもち読書を続けるのがよい。コンサート、美術展、医学とは無関係のセミナーにもたくさん参加してほしい。クラブ活動を楽しむのもいいだろう。近頃は授業で出席を取ることが多いようだが、実にけしからん。大学は強制されるのではなく、自由に自分の感性に基づいて学ぶ場所である。一見無駄に思えることも、決して無駄とならない。「1年間休学して世界一周の旅に行って来ました」こんな医学生は将来が頼もしい。50歳になって振り返ってみれば、1年や2年の回り道は全くもって取るに足らない。他の学部を出て医学部に編入した学生をたくさん知っているが、その多くは医学に対するモチベーションが高く、将来きっと素晴らしい医師になるだろうと期待させる学生である。

## 6 サイエンスとアート

　難しい手術を誰よりも早く鮮やかにやってのける外科医や、診断が困難な病気を広大な知識と経験から迅速に診断する内科医、このような技術（サイエンス）が医学に重要であることは間違い

ない。しかし、それだけでは不十分である。**人に対する温かい思いやり（アート）が医学には欠かせない。**

　子どもが病気になったときに、夜通し子どものベッドの横に座りながら、看護する母親の役割がアートである。「〇〇ちゃん、おなかが痛いね。でも、お母さんは〇〇ちゃんが寝るまでずっとそばにいるからね」と、優しくおなかに手を当てさすってあげる。そんな母親のような役割が医療には大切なのである。技術は最高だが人当たりの悪い医者、患者にはとても優しいが診療技術はやぶ同然の医者、こんな医者がいても面白いが、自分が診てもらうならばサイエンスとアートの両立した医者がいい

　医療はときに、医療従事者と患者が切迫した状況で向き合い、さまざまな誤解が生じやすい場でもある。このような難しい環境だからこそ、患者や家族に対する温かい思いやりの心をもって、患者や家族により近い視点で接することが重要である。言葉にならない心の声をほほ笑みをもって受け止める優しさは、どのような治療薬にも勝る。

　救急室で働いていて、次から次に重症の患者さんが来院し、"ああ、もうだめだ"と切羽詰まった状況になるときに、こんなふうに思うことにしている。"そうだ、この目の前のおばあさん、このおばあさんだけを幸せにしよう"そして、おばあさんに最大限の優しさを注ぐのだ。「診察の結果はおそらくあまり緊急性のない腹痛だと思いますが、もし帰ってからひどくおなかが痛くなったり、何度も嘔吐をするようならば、すぐに私に電話をしてくださ

第1章　心に火をつけろ

い。私はこの救急室で翌朝まで働いていますから」。こんなふうに優しく言い、救急室から送り出すのだ。

"1人だけでいいので、その患者を最高に幸せにして帰すぞ"という気持ちで診療を行うと、不思議なことにとても気持ちが楽になる。誰しもこんな経験があるのではないだろうか。クラブ活動の帰りに、非常に疲れた状態で電車に乗り、やっと1つの空席を見つけてそこに座り込んだ。すると、目の前をおばあさんが、とぼとぼ歩いていくではないか。皆さんは、さっと立ち上がり、「おばあさん、どうぞこちらに座ってください」と席を譲るだろう。おばあさんは駅で降りるときに、こちらを何度も見ながらお辞儀をして、「どうもありがとうございました」と、にこにこしながらプラットホームに降りていく…。こんなとき、家に帰って、"ああ、今日はあのおばあさんに出会ったためにひどく疲れたな"なんて思うだろうか。"今日はすごく疲れたけど、あんなにおばあさんが嬉しそうな顔をして電車を降りるのを見ることができて

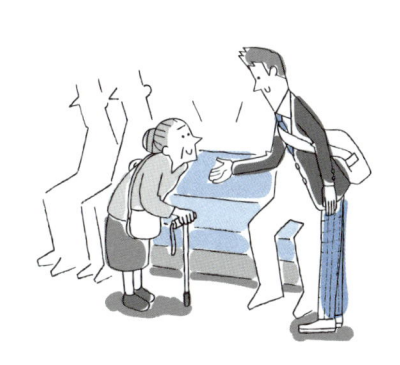

21

よかったな"こんなふうに考えるに違いない。医療もこれと同じである。人を幸せにすることは自分自身の幸せにもつながるのだ。

# 7 普段からの行いを大切に

　朝のあいさつは重要である。仲のいい友達だけではなく、できるだけたくさんの人に、気持ちよく朝のあいさつをすることを心がけてほしい。思いがけず人からあいさつをされ、とても幸せな気分になった経験が誰にもあるに違いない。

　「新人のときはみんなに朝のあいさつをしていました。でも、誰もあいさつを返してくれないので、バカバカしくなってやめました」と若い看護師が言っていたのを聞いたことがある。悲しいことである。確かに、あいさつをしても無視されることがある。いや、きっと相手は少しうなずいてあいさつを返したつもりになっているのだろう。

　研修医になったら、病院長や部長にあいさつをするのは当然であるが、いつも医局を掃除してくれる清掃員、病棟で細かな用事をこなしてくれる病棟看護助手、看護師、薬剤師、検査技師、放射線技師、このようないつも医師の仕事を影ながら支えてくれる人にこそ、本気で心のこもった朝のあいさつをしなければならない。そして、「いつもありがとうございます」という感謝の言葉を必ず添えよう。

これは研修医になって急に身につく習慣ではない。学生の頃から、笑顔で元気よく「おはようございます」「お疲れさまです」といろいろな人にあいさつする習慣を身につけなければならない。

年長者を敬うのは当然のことである。ときに、自分の考えとは合わない教官や院長、部長と接することがあるかもしれないが、年長者は人生の先輩としてなるべく立てるようにしたほうが、事がうまく運ぶことが多い。これは自分と違う考えを盲目的に受け入れ従えということではなく、自分は別の考えをもっていることを明らかにしたうえで、ある一定の常識的な寛容的態度を見せるのである。

何かしてもらったときには、その人に感謝の気持ちをもち、3回はお礼を述べるようにしたい。例えば、食事をごちそうになった場合、レストランの支払の後に「今日はどうもありがとうございました。ごちそうさまでした」と言うのはもちろんのことであるが、帰宅してからその夜か次の朝には、メールでお礼を伝える

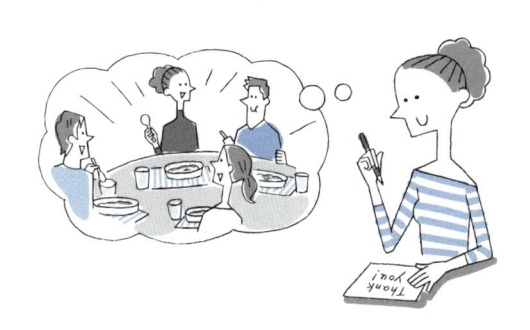

ようにしたい。また、ポストカードなどに簡単にお礼を自筆で書き、郵送するか、または机の上に置いておくことも、非常に大切である。状況にもよるが、メールよりも手書きの礼状を出すほうが誠意は伝わりやすい。そして3回目は、次に会ったときに必ずごちそうになったことのお礼を述べる必要がある。

このような礼儀は忙しい現代社会では軽視されがちであるが、私はどのような時代においても、きわめて大切な人としての常識であると思っている。私が知っている社会的に活躍している人には、このような礼節をわきまえ、気のつく人が多い。

電車やバスなどの公共機関で、高齢者や妊婦、小さい子どもを連れた親、身体障害者に席を譲る。そのようなことも、できるだけ自然に素早くできることが大切である。診療のときだけ優しくしようとしても、うまくいかないことがほとんどである。

私は友人である林 寛之先生（福井大学医学部）の勧めで『日経ビジネス Associé』という雑誌を購読している。ビジネスマンを対象とした雑誌である。言葉遣いなどの社会常識や書類整理の仕方、英語能力の向上法など社会人にとって必要なスキルの提供があり、医療をしていくうえで大変参考になっている。

# 8 知識より実践が重要

講義室で講義を聞くよりも、ベッドサイドで患者から詳細に症状を聞き、研修医とともに鑑別診断についてディスカッションを

する方が、学べることは明らかに多い。肺炎の講義を1時間聞くよりも、"3日前からの咳と黄色痰、当日朝からの39℃の発熱を主訴に救急室に来院した65歳女性"の診察を研修医とともに行う方が記憶により定着する。どのような症状がいつから起こったのか、詳細な問診をとり呼吸音を聞き、胸部X線写真を見て肺炎の診断をする。喀痰のグラム染色で白血球に貪食されたグラム陽性双球菌がみつかり肺炎球菌が肺炎の起炎菌であると確信する。

　大学病院での臨床実習はすでに診断がついている、または非常に珍しく難しい病気ばかりなので、勉強にならないと嘆く学生がいるが、私はそうは思わない。もし、大動脈弁狭窄症という診断がすでについている患者の担当になれば、あらかじめ教科書で下調べをし、大動脈弁狭窄症に典型的な症状がいつから出ているのだろうか、非典型的な症状はないのかということを患者から聞きたいと思う。典型的な症状とは、狭心痛や失神、心不全である。これらの症状が出れば生命予後が5年、3年、2年と決まる大切な症状である。また、非典型的な症状を起こす他の疾患が合併していないかどうかを推論する。

　さらに何度も教科書を読み、インターネットなどで大動脈弁狭窄症の心音を聞いてから患者の所に行き心雑音を聞かせてもらおう。非常に便利な世の中になった。検索サイトで「大動脈弁狭窄症」、または「aortic stenosis」と入力し動画検索をすると、大動脈弁狭窄症の心音がコンピューターから流れてくる。
　このように最終診断から出発し、疾患に典型的な症状や身体所

見、検査所見がそろっているかを学ぶのは、大学病院のような高度先進医療機関だからこそできることである。

# 9 トレーニングで診断能力を高めよう

　日常的な医学の勉強でも、私はただ漫然と教科書を読むよりも、症例問題を解く方が好きである。年齢、性別、既往歴、薬剤歴、症状だけから最終診断を推定する。私はこれを「妄想系鑑別診断」と呼んでいる。医学知識をフルに動員して患者に何が起こっているのか妄想することが大切だ。次にバイタルサイン（体温、血圧、心拍数、呼吸回数）を含む身体所見から、鑑別診断を絞り込んでいく。患者に必要な検査は何だろう。自分ならどの検査を最優先させるか。このようなことを考えてから、その後に書かれている最終診断までのアプローチを読むと自分の診断推論の不備がよくわかり非常に勉強になる。臨床医にはこのようなトレーニングが欠かせない。第5章で、トレーニングに活用できる書籍・雑誌を紹介しているので参考にするとよい（p.154）。

　学生のうちからこのような方法で診断推論を学ぶと、非常に早く臨床能力が向上する。大学病院に勤務していたころ、週に1回、私が経験した教育症例をスライドにして診断推論の勉強会を行っていた。気の早い学生は医学部2年生や3年生から、この勉強会に参加してくれた。最初に参加するときには、まるでちんぷんかんぷんな鑑別診断を述べるものである。臨床講義が終わっていないのだからやむを得ない。ところが、上級生の鑑別診断を聞くうちに、だんだんと医学知識が増え勉強の要領がわかってくる。

診断推論のコツがわかったのであろう。彼らが5年生になるころには、愛知県下で有名な研修病院の研修医たちを対象とした診断推論セミナーに連れていっても、5年生の学生が展開する鑑別診断は研修医と同じように優れていて、研修医たちはひどく驚いていた。このように、トレーニングの方法を工夫すれば、学生のうちから、すなわち、診療経験がないときからでも、診断推論能力を飛躍的に向上させることは十分可能なのである。しかも、これらの診断推論は医師国家試験に合格し研修医になったときにすぐに役立つ生きた知識なのである。

# 10 徒党を組むな

私の娘たちもきっとそうであるが、LINEやFacebookというソーシャル・ネットワーク・サービス（SNS）に絶えず接続し続けないと、友人から取り残されてしまうという恐怖を感じている若者が多い。SNSを利用すると手軽に大人数に情報が発信でき便利なことが多い。しかし、メールのチェックを怠ると落ち着かず

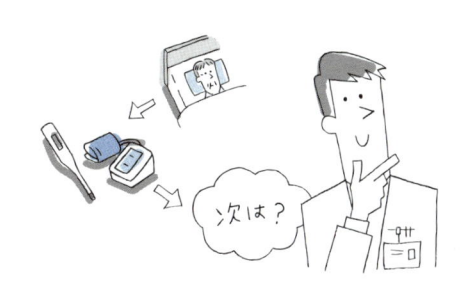

不安になり、すぐに返信しなければいけないという強迫観念を感じるとすれば、これは逆効果になってしまう。

最近JOMO（the Joy of Missing Out）という言葉がある。ネットに接続し続け、重要なことをすべて見逃さないようにすることで頭がいっぱいになる。これをデジタルバーンアウトと呼ぶ。JOMOとは「見逃すことから喜びを味わおう」という運動である。アメリカでは「7-to-7 ルール」という、午前7時までと午後7時からはメールの送信は一切しないという規則をもつ企業もある。同僚や上司がメールのチェックはしても、その返信をしないのならば少し安心である。夜の12時間は家族や自分のために使おう、こんなような考え方から出てきた運動であろう。

友人とのメールのやりとりばかりに気を奪われていると、社会的な視野が非常に狭くなる。本を読んだり映画を見たり、より広い視野で物事を思考する、そんな経験を若いうちにはたくさんするべきである。私は最近テレビを見ないことにした。このようにしてから非常に気分がいい。テレビは良い番組もあるが、惰性で見ているような番組も多く、その時間に小説や雑誌を読み、インターネット上の朗読サービスを使って小説を聞いている。海外のドラマや映画も視聴できる動画配信サービスもある。日経新聞やビジネス雑誌に目を通し、趣味の雑誌である『サライ』を何げなく眺める。こんな時間が私にとっては次の何か新しい発想を思いつくのに有意義な時間なのである。

# 11 自分らしく生きる

　私は学生たちに「**自分のやりたいことを見つけ、従来の価値観にしばられることなくユニークに生きろ**」と言っている。「寄らば大樹の陰」と、多くの人々に関心があることを自分も追究する学生が多い。しかし、みんなが宝物を探す場所に宝は埋まっていないかもしれない。宝がいくつかみつかっても、それを得る競争率は高いだろう。それよりも、みんなが掘らないような場所に出かけ、こつこつと掘り続けることによって、思わぬ宝物がみつかることだってある。「*人の行く裏に道あり花の山　いずれを行くも散らぬ間に行け（千利休）*」である。

　**どんな経験もあとで振り返ってみると、決して無駄なものはない**。その時々に経験したさまざまなことが、後になってから線として結びつくことだってある。このことは、アップルの前CEOスティーブ・ジョブズも述べている。そのスタンフォード大学卒業式での感動的なスピーチをインターネットで聴講することができる[1]。

　学生や研修医のなかには、同学年の仲間と自分を比較する人がいるが、そんなことをしても全く意味がない。学生や研修医のときの学業や手技の上達に関する差は、上級医になってから振り返ってみると全く取るに足りないことであるのがよくわかる。**大切な**

---

[1] YouTube「スティーブ・ジョブズ スタンフォード大学卒業式辞」
https://www.youtube.com/watch?v=XQB3H6l8t_4

ことは、昔に比べ自分が成長しているか。そのことだけである。そして、自分が強く信ずる方向に歩み出す。それでいいのだ。今、自分がダイヤモンドだと思っている物も、ただのガラスのかけらなのかもしれない。しかし、そのときダイヤモンドだと君が思ったものは、まぎれもないダイヤモンドなのだ。だからこそ、一度方向を決めたら、その方向に迷わず突き進んでほしい。世の中で君はたった1人しかいない。君の本当にやりたいことを、他人の動向など気にせずにやり遂げてほしい。

# 12 一生学び続けろ

　プロ野球選手のイチローだって、日々努力を重ねている。あれほど才能に恵まれた運動選手も、どうすればさらにプレイが上達するのか試行錯誤し、毎日のトレーニングを欠かさない。ましてや、私たちのように大きな才能のない者にとっては、努力をすることは当然である。勉強することにより、最初はある程度実力が伸びるが、その後はなかなか勉強を重ねても思うような成果が出ない。すなわち、プラトーの段階になることが多い。君たちも受験勉強でそのような経験をしたことと思う。しかし、この**プラトーの時期にも、こつこつと日々の努力を重ねることが大切** である。すぐに成果は見えてこないが、このプラトーの時期にも楽しみながら医学を勉強しよう。しばらくすると、もう一段階上のレベルに到達していることがわかる。このようなプラトーの段階を何度も重ねながら、プロフェッショナルとしての実力が形成されるのである。才能がないことを嘆くべからず。「**必ず成し遂げたいとす**

さまじく思うこと」と「たゆまぬ努力」が必要である。

　こんな話を聞いたことがある。アメリカのプロ・バスケットボール・チームの話である。あるコーチが言うには、確かに才能のある若者はたくさんこのチームに入ってくるが、才能のある若者ほど、自分の才能にうぬぼれて努力を怠り、一流選手になれない者が多い。才能に恵まれず、最初はあまりぱっとしない選手が、努力を重ねることによって、超一流のスタープレーヤーになることの方が多いそうだ。

　医学知識は毎年すごい勢いで更新されている。毎月発行される何種類もの医学雑誌に目を通すことは、とてもできない。情報化社会では、**どうすれば効率良く大切な情報が得られるかを追求しなければならない**。自分の勉強の目的にはどの本を熟読すればよいか、どのセミナーに参加すべきかなど有益な情報を確実にキャッチする工夫が必要である。とにかく時間はないのだ。多少お金がかかっても効率的に勉強できるのならば使わない手はない。

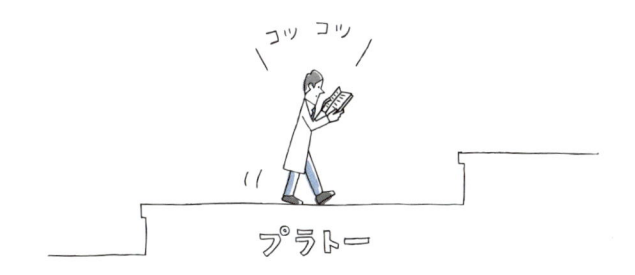

医者の知識や技量が患者の予後を大きく変える。高齢者が多くなり合併症をたくさんもつ人が増えた。良い医療を行うには、医師は自分の専門領域のみならず、あらゆる医学領域において最新知識を学ばなければならなくなっている。**自分の知識はもう古くなっているのかもしれないと謙虚に反省し、いろいろな人の話に耳を傾けながら、最新の医学論文を読み続けなければならない。**それがプロフェッショナルとしての臨床医のあるべき姿である。

---

## *Column*

### いつも真摯に振る舞え

　若い医師から「医師にとって最も重要であることは？」と聞かれるときには、必ず「いつも真摯に振る舞うこと」と答えている。これは医師だけでなく、すべての仕事において共通して言えることだと思う。謙虚に自分の能力をわきまえ、患者やその家族に温かい思いやりを示し、医療チーム全体に感謝し一生懸命治療にあたる。そのことが医師にとっては何よりも大切な資質である。私たちを取り巻く3つの大切な世界がある。家族、恋人、仕事である。このうちの1つで行き詰っても他の2つがうまくいっていれば難局は乗りきることはできる。しかしながら、2つが同時にうまくいかなくなると私たちの精神は病んでくる。仕事で成果をあげたければ、家族と恋人を大切にすることが重要である。

　大学の卒業式の祝辞で医学部長から「*仕事をしているといろいろと辛いことがあるだろう。でも決して怒らないこと。このことさえ守れば君たちは立派な医者になれる*」と言われた。30年以上たった今も、この言葉は臨床医としての私をずっと支えてくれている。

第2章

# 診断の80％は問診である

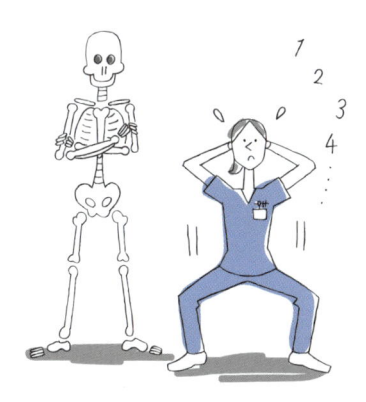

# 1 診断のプロセスとは

　診断は「夜空で星座を探すようなもの」と野口善令先生（名古屋第二赤十字病院）はおっしゃる（図1）。問診・身体所見・検査から重要なものを拾い上げ、それぞれに重みづけをする（図2）。すると夜空にいくつかの星が輝きを増し、星座が見えてくる。

　疾患の絞り込みの段階では、私はよく複数個の「キーワード」からいくつかの疾患を連想する。どのキーワードからも想起される共通の病気が原因である可能性が高い。例を以下に挙げる。

　　＃1：東南アジアから帰国後の発熱
　　　　→マラリア、**デング熱**、リケッチア、レプトスピラ、腸チフス
　　＃2：白血球／血小板減少
　　　　→薬剤性、**デング熱**、白血病/骨髄異形成症候群
　　　　→「デング熱」の可能性が高いな…

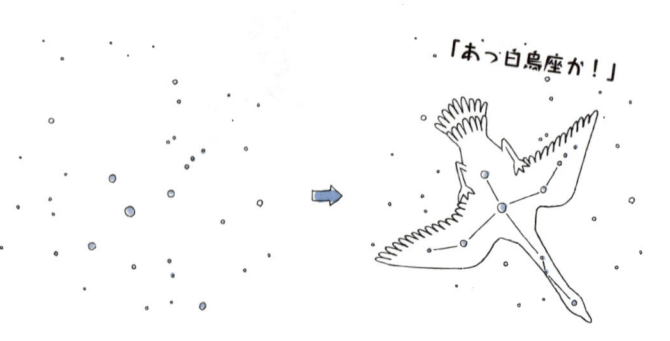

図1 診断は「夜空で星座を探すようなもの」

第2章　診断の80%は問診である

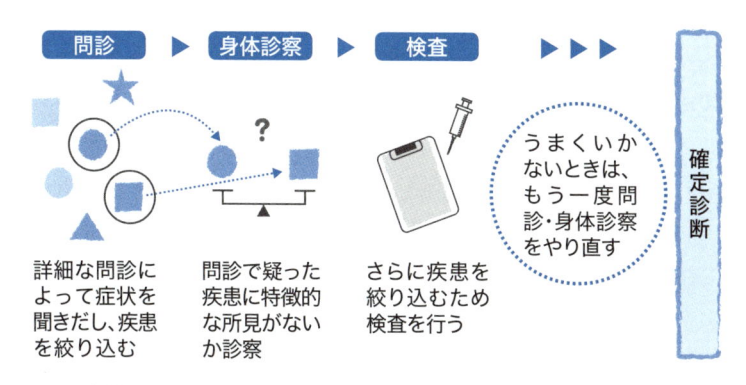

| 問診 ▶ | 身体診察 ▶ | 検査 | ▶ ▶ ▶ | 確定診断 |

| 詳細な問診によって症状を聞きだし、疾患を絞り込む | 問診で疑った疾患に特徴的な所見がないか診察 | さらに疾患を絞り込むため検査を行う | うまくいかないときは、もう一度問診・身体診察をやり直す | |

**図2 診断のプロセス**

　最近では検索サイトで「キーワード」（英語がよい）をいくつか入力し、検索すると同じような症状を示す病気の報告論文がみつかるので試してみるとよい。

## 2 診断で何より大切なのは問診である

　研修医や医学生には、最初の3分間はしっかりと患者さんの話を聞くように勧めている。もちろん、ゆっくりと病歴を聞くことができない場合もある。例えば、60歳の男性が冷汗をかきながら前胸部をひどく痛がっているときには、虚血性心疾患がまず考えられる。細かい病歴聴取に時間をかけるよりは、一刻も早く心電図をとり心筋梗塞の診断をし、すぐに循環器内科医をコールし治療してもらうことが必要である。

　しかしながら、多くの疾患では3分間程度の話を聞く余裕はあ

る。カナダとアメリカの合同調査によれば、患者が自分の症状を説明し始めると、平均23秒で医者が患者の話をさえぎるそうである。そして25％の患者に対して、医者はどこが悪いのか聞こうともしない[※1]。

誰もが人に話を真剣に聞いてもらいたいものだ。新聞を読みながら妻の話を聞いていて、「あなた、私の言うこと聞いているの?!」と妻に怒られたことが私には何度もある。しかし、最初の3分間、患者の話を聞くだけでは十分でない。3分間の間に、この症状が起こる疾患にはどのようなものがあるのか、1つか2つの鑑別診断を想定しながら聞くことが大事である。

私が尊敬する米国感染症専門医の青木眞先生は、「臨床とは突き詰めれば鑑別診断である」と言われている。診断さえわかれば、大きな病院には専門医の先生もたくさんいて相談できるし、インターネットを使っていろんな情報にアクセスすることもできる。どのような治療をすべきかはおのずと明らかになる。ただし、診断がつかないと、一体誰に相談すればいいのかまるでわからなくなってしまう。

昔から優秀な内科医は、「**診断の80％は問診である**」と述べている[※2]。驚きではないだろうか。問診が診断の80％を決定するの

---

※1 Marvel MK, et al：JAMA, 281：283-287, 1999
※2「サパイラ 身体診察のアートとサイエンス 原書第4版」(Orient JM／著, 須藤 博 他／訳), p.70, 医学書院, 2013

だ。こんなすごい検査は少ない。医学教育の基礎を築いた William Osler（1849〜1919年）も次のように述べている。

*If you listen carefully to the patient, they will tell you the diagnosis.*

*患者さんの言葉に耳を傾けなさい。そうすれば自ずと診断は見えてくる。*

診断の80％を占める問診を除くと、残りの10％は診察であり、10％は検査である（図3）。

この100年間の科学の進歩とともに、医学も急速に進歩を遂げた。私たちは検査こそ万能、検査をすればなんでもわかるという思いに惑わされてしまう。しかし、考えてみて欲しい。科学というのは、測定できるものしか対象としない。したがって、測定ができないような現象に関しては、現在の検査で異常は検出できない。検査で異常がなくても、病気である可能性は十分ある。

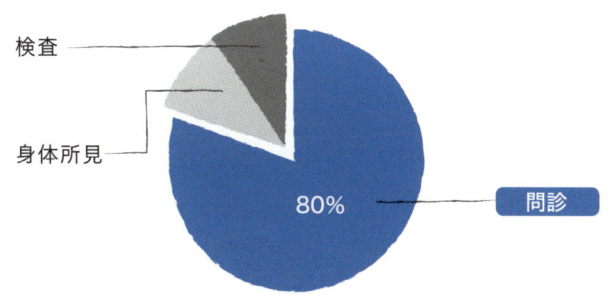

図3 問診が診断の80％を決める

「検査では異常がないので、他の科に行ってください」と言われましたと総合診療科を訪れる患者は多い。**検査で異常がないことは、患者に病気がないことと同義ではない。私たちは、患者の訴えに耳を傾け、測定できないものにこそ目を向ける必要がある。**

　患者の訴えは、非常に的確である。日常生活で何がお困りですかと聞くことは身体のどの部位に問題があるかを明らかにするためには非常に有効な質問である。「階段を昇るのが最近つらくなってきました」と患者が言えば、貧血や心機能低下、または近位筋の筋力低下が疑われる。「ペットボトルのふたが開けにくくなりました」と訴えれば、遠位筋の筋力低下が疑われる。

# 3 発症様式からの原因推定

　問診で特に大事なのは、病気が突然に発症しているかどうかである。突然の発症は、血管が破ける、または血管が詰まるという重大なことが身体に起こっている可能性がある。突然発症を聞き

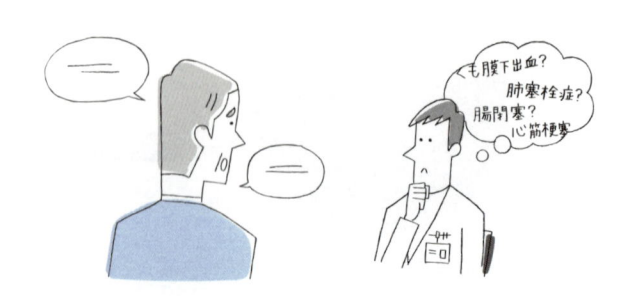

出す大事な質問は、「この症状が起こったときに、あなたは何をしていたのですか」である。もし、「いすから立ち上がった瞬間に頭痛がしたのです」と答えれば、かなり急に頭痛が発症していることがわかる。数分間で症状が完成するような急性発症(sudden onset)なら、重要な血管に障害が起こったことが示唆される。脳動脈瘤が破裂するくも膜下出血や肺動脈に血栓が詰まる肺塞栓症がこの代表的疾患である。

江別市立病院の濱口杉大先生によれば、急性発症の分類はさらに細かく分けることができる。数時間で症状が完成するhyper-acute onsetでは、心筋梗塞や腸閉塞が該当する。1日〜数日たって起こるようなacute onsetでは、感染症や膵炎がこれに当てはまる(表1)。

さらに亜急性に数週間かけて病気が完成する病態(亜急性心内膜炎、亜急性甲状腺炎)や、1カ月以上にわたって症状が続く慢性疾患(結核、副腎不全)がある。このように、どのように病気が発症してきたのかを考えると、かなり鑑別診断を絞り込めるのである。

### 表1 急性発症の分類

| 発症形式 | 時間 | 代表的疾患 |
| --- | --- | --- |
| sudden onset | 数分 | くも膜下出血、肺塞栓症 |
| hyper-acute onset | 数時間 | 心筋梗塞、腸閉塞 |
| acute onset | 1日〜数日 | 感染症、膵炎 |

# 4 時間軸と空間軸を用いた鑑別診断の絞り込み

　諏訪中央病院の佐藤泰吾先生は、鑑別診断を考えるうえで時間軸と空間軸を意識して正確に患者さんの図を描くことの重要性を強調している。横軸が時間軸だ。何日前まで元気だったのか、その後どのような症状がどういう順番で生じてきたのかを時系列で整理しながら描いていく（図4）。

　縦軸は空間軸である。空間軸には、まず**解剖**的な側面がある。通常は体の1カ所に問題があることが多いが、解剖学的に離れた部位に起こることもある。例えば、本来は無菌であるはずの血液中で細菌が増殖する敗血症では、意識障害、呼吸不全、肝機能異

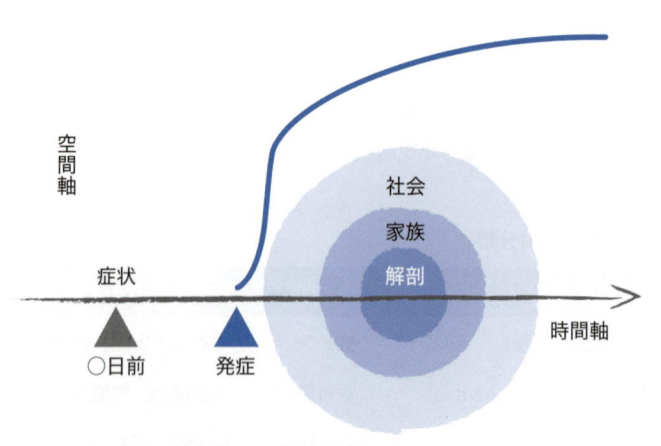

**図4 時間軸と空間軸による疾患の絞り込み**

常など多臓器にわたる障害が起こる。虫垂炎では最初に心窩部（みぞおち）が痛くなることが多い。病気がどこに起こっているかという解剖学的局在をまず把握しよう。解剖学的に離れた場所にあるときは、それらの症状を1つの原因として考えることが可能かどうかを考察してみる。

解剖を囲む次の輪は**家族**だ。家族の中でどのような病気が多いのか、または家族にも同じ症状を起こしている人がいるのか、これによって想起する疾患が変わってくる。

次に**社会**の輪がある。現在、社会にどのような病気が流行しているのか。喫煙者か、アルコール多飲はあるのか。最近、海外旅行に行っているか。渡航地によりリスクのある病気が異なる。

アジアから帰国したばかりの人が発熱をしたら、マラリア、デング熱、レプトスピラ、腸チフス、リケッチアの5つを考える。「Asian Big 5」と呼ばれる。

> 「アジア帰りの人が発熱」の場合に疑う疾患
> ・マラリア　　　・腸チフス
> ・デング熱　　　・リケッチア
> ・レプトスピラ

海外で流行している病気を調べるのには、厚生労働省検疫所FORTHのサイトが便利である[3]。

マラリアとデング熱は蚊に刺され発症する。レプトスピラはネ

---

[3] 厚生労働省検疫所 FORTHウェブサイト　http://www.forth.go.jp

**表2 潜伏期からの感染症の絞り込み**

| 潜伏期 | 感染症 |
|---|---|
| ＜7日 | 感染性下痢症、インフルエンザ、デング熱、リケッチア |
| 7〜21日 | マラリア、腸チフス、パラチフス、レプトスピラ症、ウイルス性出血熱（ラッサ熱、マールブルグ病） |
| ＞21日 | マラリア、急性ウイルス肝炎 |

Ryan ET, et al：N Engl J Med, 347：505-516, 2002 より引用

ズミの尿で汚染された水での遊泳を気にしたい。腸チフスは加熱していない食べ物から感染する。リケッチアを疑えば、ダニなどによる虫さされの病歴聴取が大切だ。

潜伏期を考慮すると疾患の絞り込みに有用である（表2）。

高齢者では既往歴や薬剤歴といった、患者のもつ背景が病気を診断するうえで特に大切な情報となる。患者背景により、想起する疾患が全く異なってくる。例として、胸痛の患者でみてみよう。

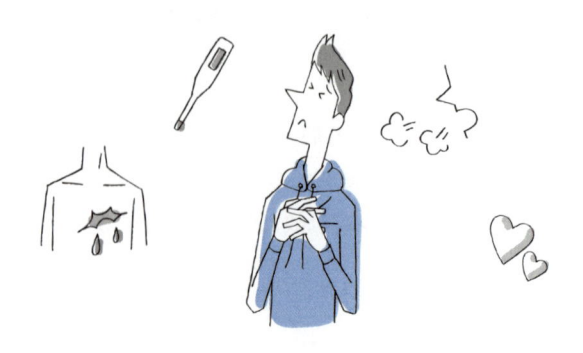

➡ 例1：生来健康な23歳男性の胸痛

外傷や気胸、肺炎が想起される。もしかして恋かもしれない。外傷歴や、やせて高身長の体型、咳や痰、発熱、胸膜刺激痛（大きな息を吸うと胸が痛くなる）に注意して病歴を聴取したい。

➡ 例2：35歳男性。重いものを持ち上げたときに胸痛がした

縦隔気腫が疑われる。息苦しさや咽頭痛を聴取したい。

➡ 例3：高血圧と糖尿病のある75歳男性。胸が痛いと言って救急室に来院

虚血性心疾患のリスクが高いので、まず考えるのは虚血性心疾患である。解離性大動脈や肺塞栓症の可能性もある。何をしているときに胸が痛くなったのかをまず聞きたい。解離性大動脈を示唆する胸痛から背部痛、腰痛への痛みの移動はあるだろうか。四肢の血圧に左右差はないか。肺塞栓症では80％以上は下肢深部静脈の血栓症が原因である。下肢の腫張や疼痛はなかっただろうか。

# 5 痛みならOPQRSTで問診を

痛みのある場合には、「OPQRST」という問診の形式がある（表3）。これは体のあらゆる痛みに対して用いることができ、覚えておくと非常に便利である。OはOnset、発症様式を指す。PはPalliative factor、またはProvocative factorと呼ばれる。寛解・増悪因子のことである。何をしているときに痛みは楽になるのか、どうすると痛みがひどくなるのかを聞く。QはQuality、痛

### 表3 痛みのOPQRST

- **O** Onset（発症様式）
- **P** Palliative/Provocative factor（寛解・増悪因子）
- **Q** Quality（痛みの性状）
- **R** Region（部位）
- **S** Severity（強さ）
- **T** Time course（時間的経過）

みの性状である。突き刺すような痛みなのか、それとも表面がぴりぴりと焼けるような痛みなのか。痛みの性状によって鑑別診断が異なってくる。ぴりぴりと焼けるような痛みは帯状疱疹後神経痛のときによくみられる。RはRegion、部位である。どの解剖学的部位に由来する痛みなのかを類推できることがある。SはSeverity。痛みの強さはどの程度なのか。最も痛いものを10、全く痛くない場合を0とした10段階のスケールが用いられる。TはTime course（時間的経過）である。何度も繰り返しているのか、それとも一度痛くなったらその後はずっと同じ痛みが続いているのか。または、どんどん付加的に痛みが加わっているのか。間欠的な波のある痛み（内臓痛）は腸管や尿路のような「管」の痛み、持続する痛みは腹膜や胸膜が由来の「膜」の痛みであることが推定できる。こんなように痛みをいろいろな観点から質問すると、病気の原因診断につながる。

# 6 攻める問診

「昨夜から右の頭痛がひどくなってきました。いつもの頭痛と似ていますが、今日は特にガンガンと頭に響きます」と40歳の女性から訴えられれば、頻度が高い片頭痛かなと考えるだろう。片頭痛に特徴的な症状があるかどうか、次に聞きたい。片頭痛の診断に大切な質問は3つある。

①「天井の蛍光灯を見てください。どうですか。光を見ると頭痛がひどくなる。そんなことはないでしょうか」
　➡ これは片頭痛で特徴的な「光過敏」という症状である。
②「今までも頭痛になったことがありましたよね、そんなとき、あまりにも頭痛がひどくなると吐き気がして嘔吐してしまう。そんなことはありませんでしたか」
　➡「頭痛時の吐き気」は片頭痛にきわめて特異的な症状である。
　そして、3番目に聞きたいことは、
③「頭痛がひどくなると、家事ができなくなって寝込んでしまう。

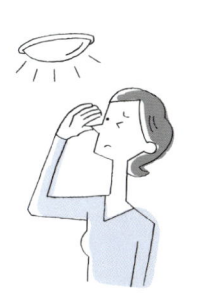

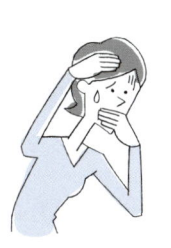

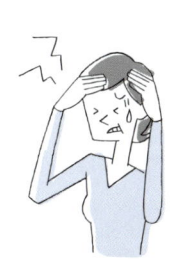

会社で働くことが辛くなって早退する…こんなことが今までになかったですか」

→ これは「日常生活の妨げ」を聞いている。

この3つの症状のうちの2つ以上があれば、片頭痛である可能性が高くなる（感度84％、特異度76％[※4,5]）。したがって、この3つの質問はどうしても聞きたいのである。

問診のはじめの3分間は共感を示しながら、じっと患者の訴えに耳を傾ける。3分が過ぎたら、患者の話から思い浮かんだ1〜2個の鑑別診断に必要な情報を聞くことを、私は「**攻める問診**」と呼んでいる。**患者の話をただ聞くだけでは絶対に診断はできない**。診断はできないのである。

次の聞き方はどうだろう？

「そうですか。3日前から38℃台の熱が出ていたのですね。今朝も39℃の熱が出ていた。我慢ができなくなって、今夜救急室に来たのですね」「どうして、今日の午前に外来を受診しなかったのですか」。これはちょっと字が違う。「責める問診」である。私も心の中では、もちろんそう思っているが、良好な患者医者関係の構築を考えると、これは避けるべきである。

しかしながら、「攻める問診」をしようと思っても、80歳以上の女性は話し出したら止まらない。次から次に同じことを繰り返

---

※4 Cousins G, et al：Headache, 51：1140-1148, 2011
※5 第3章 p.57参照

し述べるのである。私は最近重大な発見をした。80歳のおばあさんも必ず息継ぎをする。そろそろ息を継ぐかなと思ったら、すかさず「そうですか。ところで、こんな症状はあるのですか」と、質問で攻めたてるのである。こちらも息が続く限り、質問を続けてほしい。

# 7 Snap Diagnosis（一発診断）

キーワードをうまく拾うことによって診断が一発で決まる。そんなケースもある。私が研修医のときは、「誤診をするから、研修医は一発診断をするな」とよく言われた。それは正しいだろうか。私はそうは思わない。人が困難、かつ非日常的な状況に立ち向かう際の意思決定のメカニズムを解明したゲーリー・クラインによれば、**エキスパートの判断は直感が90％**とのことである。ベテラン医や専門医になればなるほど、直感で診断をすることが非常に多いと思う。

60代男性が「数日前から、朝、犬の散歩をするときに、胸が押さえつけられるような気がするのです。今朝はいつもよりもひどい胸の圧迫感がありました」と訴えたとする。この病歴を聞くだけで、循環器内科専門医は不安定狭心症に間違いないと判断するのである。

湿疹の原因がわからなくて、皮膚科のドクターに相談をしたことがある。すると、ベテラン皮膚科医は「これ、麻疹よ」と答え

た。「でも、先生。たとえば風疹とか薬疹とか、ほかにも鑑別診断は考えられないのでしょうか」と私は質問した。しかし皮膚科医には「だって、麻疹だもん。これ、麻疹」と切り返された。皮膚科医は、たくさんの患者の湿疹を診ているので、きっとパターン認識が完全にできているのだろう。このように、直感による一発診断（Snap Diagnosis）を行えば検査をほとんど行うことがなく、瞬間的に正しい診断に結びつけることができるのである。例をみてみよう。

➡ **例：34歳女性。5日前から40℃の発熱**

　診察で図5ような所見がみつかった。

右手第3指の有痛性紫斑　　左足第2趾と第3趾の無痛性紫斑

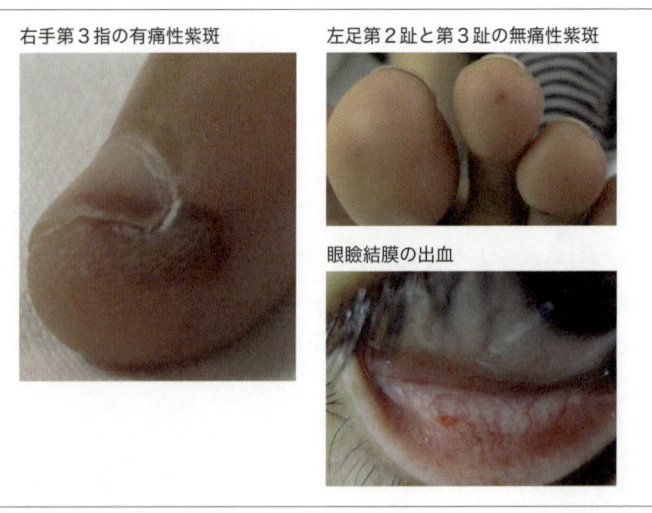

眼瞼結膜の出血

**図5 34歳女性の症例写真**

持続する高熱、手指の有痛性紫斑（Osler結節）、足趾の無痛性紫斑（Janeway病変）、結膜出血が認められる。これらの症状と身体所見から、感染性心内膜炎がすぐに想起される。

# 8 「キーワード」から可能性がある疾患を展開する

　一発診断は強力な武器であり、診断がついたときはかっこいい。しかし、一発診断ができるケースは1割もない。そうした場合には、**キーワードから数個の鑑別診断を展開していくことが必要**である（p.34も参照）。この展開をするときの**キーワードの選び方**が非常に大事である。例えば、「倦怠感」というキーワードを選んでしまうと、倦怠感を起こす病気は無数にあるので、ここから絞り込むことができなくなってしまう。

　ところが、「**発熱＋皮疹**」というキーワードならば、救急室で問題となる致死的な疾患については、敗血症、髄膜炎菌菌血症、急性心内膜炎、リケッチア感染症、トキシックショック症候群（toxic shock syndrome：TSS）、中毒性表皮壊死症（toxic epidermal necrosis：TEN）、ウイルス性出血熱（エボラ出血熱、ラッサ熱）と絞り込むことができるのである。

● キーワード ● 発熱＋皮疹

記憶法：SMARTTT

> S Sepsis（敗血症）
> M Meningococcemia（髄膜炎菌菌血症）
> A Acute endocarditis（急性心内膜炎）
> R Rickettsiosis（リケッチア感染症）
> T トキシックショック症候群（TSS/STSS）
> T TEN（スルファ剤、NSAIDs、アロプリノール、フェニトインなどによる副作用）
> T Travel related infection（エボラ出血熱、ラッサ熱）

TSS（toxic shock syndrome、トキシックショック症候群）、STSS（streptococcal toxic shock syndrome、連鎖球菌性トキシックショック症候群）、TEN（toxic epidermal necrosis）、NSAIDs（non-steroidal anti-inflammatory drugs、非ステロイド性抗炎症薬）

「ショック患者の皮疹」ではこんな疾患を考える。

● キーワード ● ショック患者の皮疹

「昨日元気で今日ショック、皮疹があればもうけもの」青木眞 先生

> ・TSS/STSS
> ・髄膜炎菌感染症
> ・リケッチア感染症
> ・脾臓がない人の肺炎球菌/インフルエンザ桿菌/髄膜炎菌/*Capnocytophaga* 感染症
> ・感染症の *Vibrio vulnificus/Aeromonas hydrophilia* 感染症
> ・黄色ブドウ菌などによる急性感染性心内膜炎

「徐脈＋ショック」を起こしている人が救急室に運ばれることも多い。この場合に考える疾患は以下のとおりである。

●キーワード● 徐脈＋ショック

- 高カリウム血症
- 低体温
- 徐脈性不整脈
- 副腎不全
- 粘液水腫クリーゼ
- 脊髄損傷

　キーワードからの鑑別診断の展開は症状だけでなく、検査値でも応用ができる。例えば、「**赤血球沈降速度（erythrocyte sedimentation rate：ESR）が 100 mm/ 時以上**」という疾患はかなり限られている。

●キーワード● 血沈＞ 100 mm/ 時

- 結核
- 悪性腫瘍
- 心内膜炎
- リウマチ性多発筋痛症 / 側頭動脈炎
- 多発性骨髄腫
- 亜急性甲状腺炎
- ネフローゼ症候群

　このようなキーワードからの展開は、すべて覚えられるわけではない。私はスマートフォンやタブレットで Evernote というアプリ[※6]を使い、このようなキーワードからの展開ができる疾患があ

---

※6 Evernote：テキストや文書を端末間で共有できる

れば、Evernoteに書き込んで、何度か復習を繰り返している。鑑別診断が思い浮かぶと、患者に何を追加問診すればよいのかが明らかになる。

# 9 よくある疾患は「パッケージ」で攻めろ

Snap Diagnosisやキーワードからの展開ができないときには、「**パッケージで攻める**」ということを行う。例えば、**虫垂炎**の場合には典型的な臨床経過が知られている。最初に心窩部や臍周囲が痛くなり、数時間後に嘔気/嘔吐が起こる。さらに数時間後、右の下腹部が痛くなる。その後、虫垂が穿孔すると発熱し、最後に白血球上昇が起こるのが典型的である[7]。

虫垂炎かなと思われるような、右下腹部痛の患者では、この順番に症状が進んでいったかどうかを「攻める問診」で聞き出すのだ。もし、この順番で症状が起こっていない場合には、他の疾患である可能性がある。

➡ **虫垂炎で聞き出すこと**（順番が大切）

> ① 心窩部 or 臍部痛
> ② 嘔気/嘔吐
> ③ 右下腹部痛
> ④ 発熱
> ⑤ 白血球上昇

※7『Cope's Early Diagnosis of the Acute Abdomen 22nd ed』(Silen W ed), p.76, Oxford University Press, 2010

例えば、日本で最も多い食中毒の原因であるカンピロバクター感染症は、回盲部に炎症をよく起こすので、虫垂炎と非常に紛らわしい右の下腹部痛を起こす。しかし、カンピロバクター感染症では、虫垂炎のような順序での症状の進行がない。下痢よりも、最初は発熱や頭痛、腹痛ということが主な症状として起こることが多い。

　鶏肉の50％はカンピロバクターに感染をしているので要注意である。スーパーで買ってきた鶏肉をまな板の上で切り、その後、洗剤で十分に洗ったつもりになっても、80℃以上の熱湯をかけなければカンピロバクターは死なない。十分に水洗いをしたつもりで、同じまな板を用いて野菜を切りサラダを作ると、それが原因で、数日後にカンピロバクター感染症を起こす可能性がある。注意が必要である。

　**風邪（上気道炎）**の診断をする前には鼻水、咽頭痛、咳があるかどうかを聞きたい。この3つの症状のうちの2つ以上が起こっていれば、風邪といってもいいかもしれない。しかし、どれか

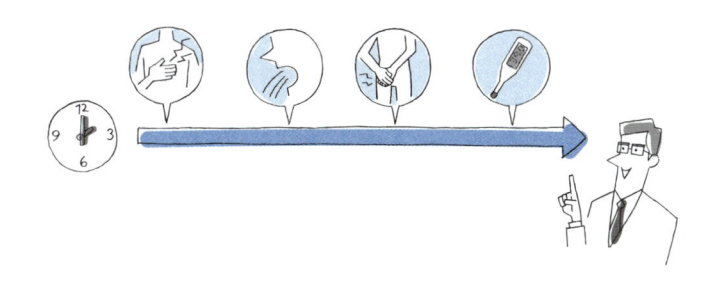

1つしかない場合には、風邪っぽくみえても、風邪と診断するのは要注意である。例えば、鼻水だけが出る場合には、風邪ではなく副鼻腔炎かもしれない。咳だけが出る場合には肺炎かもしれない。そして、喉だけが痛いような場合には、扁桃周囲炎や致命的な急性喉頭蓋炎を起こしている可能性もある。したがって、この3つの症状をパッケージにして聞くことによって、風邪を効率的に診断することができる。

　また、**片頭痛**では、光過敏、頭痛時の吐き気、日常生活の妨げが重要であることは前に述べたが、それ以外にも、例えば、10代や20代から頭痛がときどき起こっているのか、家族歴があるのか、女性ならば月経のときに頭痛がひどくなる傾向があるのか、チョコレートや、チーズ、赤ワインを摂取すると頭痛が起こりやすいのか、寝不足や寝過ぎで頭痛を起こしたことはないのか、痛みはガンガンする拍動性の頭痛であるのか、片側性頭痛か、家族も頭痛持ちか。このような問診が大変大切なのである。したがって、このような症状をパッケージにして攻め立てることによって、ほんとにそれが片頭痛らしいのかどうか、問診だけで診断することができるのだ。

第3章

# 身体診察でわかること

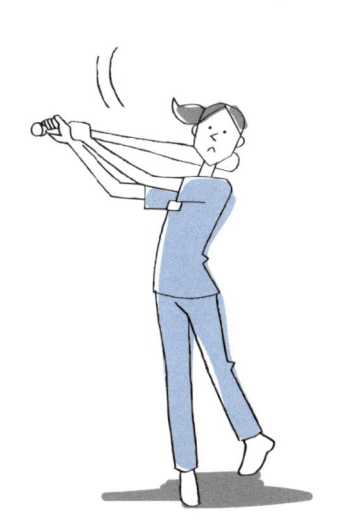

# 1 問診の段階で診察すべきところはもう決まっている

 多くの医学部では4年生修了時に、OSCE（Objective Structured Clinical Examination）と呼ばれる客観的臨床能力試験が行われる。この試験に合格すると臨床実習が許可される。患者さんに接し、診察や診断をすることができるようになるのである。

 OSCEでは、頭のてっぺんからつま先までさまざまな部分における細かい診察法を学ぶ。しかしながら、実臨床でこのような診察をやっている医者を見たことがない。救急室や内科診察室には、次から次に患者が押し寄せてくるので、このように細かく診察する時間は到底ない。OSCEで学ぶ細かい診察法（頭頸部、胸部、腹部、四肢、神経学的検査）をすべて行うと1時間はかかる。すべての患者にこのように細かく診察することは時間の無駄であるばかりでなく、診断のためにどんな身体所見を最も注意して観察すべきなのかという診察の目的まで曖昧になる。

 問診の段階で診察すべき重要ポイントはすでに決まっているのだ。言い換えれば、どの部分は診察を省いていいのかが明らかになっている。感度や特異度に注意しながら診察を行うことも大切である。

 検査結果と病気の有無は表1のような2×2テーブルで表される。

### 表1 検査結果と病気の有無の考え方

|  | 病気あり | 病気なし |
|---|---|---|
| 検査陽性 | 真の陽性（A） | 偽陽性（B） |
| 検査陰性 | 偽陰性（C） | 真の陰性（D） |

　感度（sensitivity）と特異度（specificity）は次の公式で求められる。

```
感　度＝A/(A＋C)
特異度＝D/(B＋D)
```

　感度が高い場合、検査が陰性ならば病気である可能性は低いので、健康診断などのスクリーニング検査に向いている。特異度が高い場合は、検査が陽性ならば病気である可能性が高くなる。Sensitivityが高い検査は陰性（Negative）なら除外（rule out）に向く。Specificityが高い検査は陽性（Positive）なら確定診断（rule in）に向く。それぞれSnNout、SpPinと記憶する。

```
陽性尤度（ゆうど）比　LR（＋）＝ A/(A＋C)÷B/(B＋D)
                              ＝ 感度/(1－特異度)
陰性尤度（ゆうど）比　LR（－）＝ C/(A＋C)÷D/(B＋D)
                              ＝（1－感度）/特異度
```

と表される。LR（＋）とは「病気である人は、病気でない人に比べて、何倍検査が陽性になりやすいか」ということを示してい

る。LR（−）とは「病気である人は、病気でない人に比べて、何倍検査が陰性になりやすいか」ということを示している。

表2を眺めていただきたい。例えば、LR（＋）10なら病気がある確率は45%高くなる。LR（−）0.2なら病気がある可能性は30％下がる。

例えば、「最近1カ月ほど前から、階段を昇ることが非常に困難になりました」と患者が言ったら、第一に近位筋の筋力低下を疑う。椅子から実際に立ち上がる様子を見せてもらい、大腿の筋肉に萎縮がないかどうかを観察することが大切である。さらに「階段を昇るときに息が苦しくなってしんどい」という訴えを患者が付け加えるならば、それは呼吸機能や心機能の低下、貧血が原因かもしれない。したがって、診察でみるべきポイントは呼吸回数、努力呼吸の有無、酸素飽和度、肺炎や肺水腫を疑うcrackle、心雑音、心拍数、眼瞼結膜の蒼白、手の皺の色（貧血なら皺が白く見える）であろう。

もし患者が「2カ月前からペットボトルの蓋が開けにくくなっています」という訴えをするならば、これは遠位筋の筋力低下が問題であり、手の母指球や小指球の筋萎縮をチェックする必要がある。患者の訴えは診察部位を考えるうえで非常に重要である。患者が訴える部位には、必ず何かある。したがって、3分間で患者の話を聞きながらキーワードをつかみ、キーワードから想定される疾患、そしてその疾患を支持する身体所見を取りにいくのだ。

## 表2 尤度比と確率の変化

| 尤度比（LR） | 確率の変化（%） | 診断特性 |
|---|---|---|
| < 0.1 |  | 良い |
| 0.1 | −45 | 中程度 |
| 0.2 | −30 | 中程度 |
| 0.3 | −25 | あまり良くない |
| 0.4 | −20 | あまり良くない |
| 0.5 | −15 | あまり良くない |
| 0.5〜1 |  | 悪い |
| 1 | 0 | 最低 |
| 1〜2 |  | 悪い |
| 2 | 15 | あまり良くない |
| 3 | 20 | あまり良くない |
| 4 | 30 | あまり良くない |
| 5 | 35 | 中程度 |
| 6 |  | 中程度 |
| 7 |  | 中程度 |
| 8 | 40 | 中程度 |
| 9 |  | 中程度 |
| 10 | 45 | 中程度 |
| > 10 |  | 良い |

野口善令：診断推論，『UCSFに学ぶ できる内科医への近道 改訂3版』（山中克郎，澤田覚志，他／編），p.74，南山堂，2009より引用

# 2 鑑別診断は2軸で考える

　鑑別診断では**よくある病気**と**見逃してはならない病気**の2軸で考えるようにする。一過性に意識を消失するが、3〜5分で完全に意識が清明になる病態を失神という。失神の患者が運ばれてきたときには、よくある病気として迷走神経反射（神経調節性失神）、起立性低血圧、心原性失神（不整脈や心疾患）を考える。このとき、可能性は低いが見逃したら致死的となる、くも膜下出血、大動脈解離、肺塞栓症を頭の片隅に置くことが重要である（表3）。

　**迷走神経反射**を疑えば、失神前の嘔気や眼前暗黒感を聞きたい。前にも同じような失神を経験していないだろうか。痛みや長時間の起立などの誘因はなかったか。皆さんも中学校や高校の体育館での朝礼で、校長先生の長い訓示を聞いているときに急にバタンと倒れてしまう女子学生を見たことがあるだろう。これが迷走神経反射である。

　**起立性低血圧**は臥位と立位3分後での血圧と脈拍の変化を調べればよい。消化管出血が原因のことがあるので、直腸診で黒色便

**表3「失神」で想起される疾患**

| よくある疾患 | 見逃してはならない疾患 |
| --- | --- |
| 迷走神経反射<br>起立性低血圧<br>心原性失神 | くも膜下出血<br>大動脈解離<br>肺塞栓症 |

が付着するかを確認したい。若い女性では子宮外妊娠（異所性妊娠）や卵巣出血による腹腔内出血のことがある。

**不整脈や心疾患**は胸部の聴診や心電図検査が重要となる。

　1分で最強となるような強い頭痛（雷鳴様頭痛）があれば、**くも膜下出血**を疑わなければならない。胸痛や背部痛、四肢の血圧の左右差があれば、**大動脈解離**の可能性が高くなる。**肺塞栓症**の多くは下肢にできた血栓が原因となるので、片側の下肢腫脹や疼痛に注意して診察する。

# 3 患者に直接触れることの大切さ

　「医者はコンピューターの画面ばかり見て、検査結果だけを気にしている」「もう3年も高血圧で通っているが、一度も聴診器を胸に当ててもらったことはない」「検査の結果には何も異常がないので、これ以上は調べようがありません。他の科に行ってくださいと言われた」という訴えは、患者からよく聞く。検査を決してないがしろにするつもりはないが、検査ではわからない疾患がある。**検査の結果に異常がなくても、症状があるのは何か原因があるから**であろう。

　患者が診察室に入ってくるときの歩き方を観察し、聴診器で丹念に心臓の雑音や肺のcrackleを聴取する。腹痛を訴える部位を何度も強さを変えて触診する。こんな診察は「失われつつあるアート」となっている。しかし、私はこの時代の趨勢を決していい流

れと思わない。診察はお金をかけることなく何度でもできる検査である。患者に直接触れることで、安心感や心と心のつながりを得ることができる。「それは辛かったですね」とそっと手を握り、心臓の聴診の際に左手を軽く患者の背中に当てて、目を閉じながら心音を注意深く聞く。誠実で優しい診察が患者に大きな安心感を与えるのである。

　こんな話を聞いたことがある。ある医師が膵臓がんの末期患者の受け持ち医となった。ある日、その患者の病室前の廊下を通り過ぎようとすると、部屋の中から患者が手招きをしている。パジャマの前のボタンを外し、胸のあたりを手で指し示している。終末期を迎え言葉を話すこともままならないほどであったが、近づいて仕草をよく観察すると、どうやら診察をしてほしいらしい。どうせもうがんの末期なのだから、自分が胸の聴診をしたところで患者の治療や生命予後には何の関係もないという考えが主治医の脳裏をかすめた。しかし、あまりにも熱心に診察を懇願している

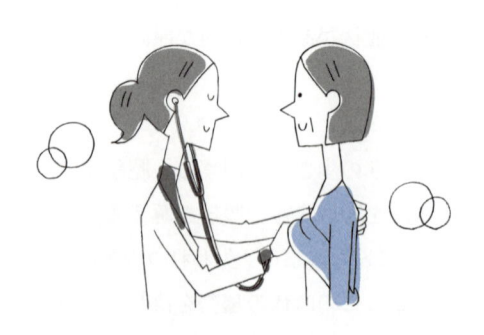

様子だったので聴診器を取り出し、患者に優しく話しかけながら丁寧に心臓と肺の音を聴診した。診察が終わると、患者は非常に満足そうな笑顔を浮かべ、「ありがとう」と何度もお礼を言ったという。

患者はどのような状況になろうとも、**やはり医師の診察を求め、医師は自分のためにいつでも側にいるという安心感**がほしいのだ。

# 4 診察の技術を磨く

私は診察に興味があるので、いろんな本を買い揃えている。おそらく最も有名な身体所見の教科書は、ベイツの『Guide to Physical Examination and History Taking』[※1]であろう。身体所見にどれほどの科学的意味（エビデンス）があるのかを示した、マックギーの『Evidence Based Physical Diagnosis』[※2]も良書である。『Macleod's Clinical Examination』[※3]を勧める指導医もいる。腹痛の診察なら『Cope's Early Diagnosis of the Acute Abdomen』[※4]は名著である。診察オタクの先生方はサパイラの

---

※1 『Bates' Guide to Physical Examination and History-Taking 11th ed』(Bickley L, Szilagyi PG), Lippincott Williams & Wilkins, 2012
『ベイツ診察法 第2版』(福井次矢, 他/監訳), メディカルサイエンスインターナショナル, 2015
※2 『Evidence Based Physical Diagnosis 3rd ed』(Mcgee S), Saunders, 2012
『マクギーの身体診断学 改訂第2版』(柴田寿彦, 長田芳幸/訳), 診断と治療社, 2014
※3 『Macleod's Clinical Examination 12th ed』(Douglas G, et al. eds), Churchill Livingstone, 2009
※4 『Cope's Early Diagnosis of the Acute Abdomen 22nd ed』, (Silen W ed), Oxford University Press, 2010
『急性腹症の早期診断 第2版』(小関一英/監訳), メディカルサイエンスインターナショナル, 2012

『身体診察のアートとサイエンス』[※5]という本をこよなく愛している。

英語であることを厭わなければ、『ハリソン内科学』[※6]についてくるDVDやインターネット検索で、いろいろな大学や個人が提供する診察を動画で見ることができる。このように現代の情報化社会にはさまざまなマテリアルがあり、身体所見を学ぶのは事欠かない。本書の読者のための診察レクチャーもwebで配信しているので、ぜひ見てほしい（p.10参照）。

しかし、最も大切なことは練習である。Practice、Practice、Practice、それがすべてだ。患者のもとに足しげく通い、朝と夕方に呼吸音と心雑音を正常所見も含め何度も聞く。それをインターネット検索でみつけた典型的な音と聞き比べる。どうして聞き取れなかったのかを考える。そんな地道な努力が診察技術の向上には必要なのである。あまり深い考えもなく、なんとなく聴診器を当てても、聞こえるはずの異常音を聞き逃してしまう。触れるはずの腫瘤に気がつかない。問診から鑑別診断を鋭く絞り込み、心不全の可能性があるのであれば「必ずⅢ音があるに違いない、絶対にⅢ音を聞くぞ」という強い心構えで臨まなければ、聞こえるはずのⅢ音は全く聞こえない。

---

※5 『Sapira's Art and Science of Bedside Diagnosis 4th ed』(Orient JM), Lippincott Williams & Wilkins, 2010
『サパイラ 身体診察のアートとサイエンス 原書第4版』(須藤 博, 他/監訳), 医学書院, 2013
※6 『Harrison's Principles of Internal Medicine 19th ed』(D.L.Kasper et al. eds), McGraw-Hill Professional, 2015
『ハリソン内科学 第4版』(福井次矢, 黒川 清/監訳), メディカルサイエンスインターナショナル, 2013

第3章 身体診察でわかること

　皆さんにもこんな経験があるだろう。すごく熱中して本を読んでいるときに、周囲の物音には無頓着になる。ああ楽しかったと読み終えて本を閉じたときに、部屋の時計の音がコツコツと音を立てていることが非常に気になる。人間の聴覚にはフィルター機能が備わっていて、集中しているものにすべての感覚が注がれ、それ以外の音が知覚しにくくなっている。だからこそ、この音を聞くぞという強い心構えで積極的に望まなければ、なんの異常音も耳には聞こえてこないのである。

　サパイラは「ショパンの法則」[※7]と呼んでいるが、身体診察はピアノの演奏と似ている。私の娘も小学生のときに、ショパンの「仔犬のワルツ」を上手に弾いていた。しかし、私は全く弾けない。身体所見も同様で練習をすればするほど上達する。しかし練習しなければ、何もできない。

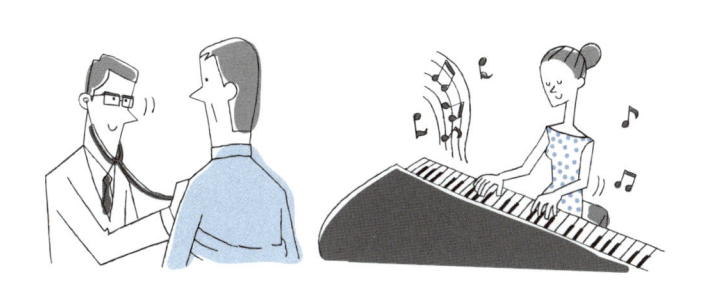

※7 『サパイラ 身体診察のアートとサイエンス原著第4版』(Orient JM/著, 須藤 博, 他/監訳), p.200, 医学書院, 2013

# 5 バイタルサインの取りかた

　バイタルサインは、体温・血圧・心拍数・呼吸数の4つである。最近では、パルスオキシメーター（経皮的に血中酸素飽和度を測る医療材器）が普及したため、**酸素飽和度**を第5のバイタルサインと呼ぶ人もいる。救急室や集中治療室では重症患者にモニターをつけることにより、バイタルサインが自動的に計測される。内科初診の患者には、トリアージナースがこれらを計測し、問診票に書き加えていることが多い。しかし、呼吸数は自分で測定しなければならない。

　**全身性炎症反応症候群**（systemic inflammatory response syndrome：SIRS）の基準は覚えておく必要がある。SIRSとは、敗血症を示唆する所見である。基準は以下のとおり、バイタルサインが3つ含まれている。

> ① 体温＞38℃または＜36℃
> ② 心拍数＞90回/分
> ③ 呼吸数＞20回/分または$PaCO_2$＜32Torr
> ④ 白血球数＞12,000/μLまたは＜4,000/μL、あるいは幼若球＞10%

　この4つの基準のうちの2つを満たし、感染を示唆する症状（例えば、咳や下痢）があれば、敗血症である可能性が高くなる。75歳以上の高齢者では、感染を示唆する明瞭な症状を呈さないことがある。非特異的な症状であっても、倦怠感、せん妄、転倒、食欲低下、尿失禁があるときは敗血症を疑う。血液培養も3分の1

しか陽性にならない。

なお、2016年2月、米国集中治療医学会からSIRSに代わる敗血症の新しい診断基準が示された[8]。ICU（集中治療室）以外の場面ではquick SOFA scoreを使用する。次の3点を評価する（各項目1点）。

> quick SOFA score
> ① 呼吸回数22回/分以上
> ② 精神状態の変化
> ③ 収縮期血圧100 mmHg未満

感染を疑う患者で2点以上満たせば敗血症と判断する

### ❶ 血圧・心拍数の教えかた

血圧も全身状態の把握には重要である。**普段の血圧と今の血圧がどのくらい違うのかに注意する**ことがポイントである。いつもの血圧が160/90 mmHgだと仮定しよう。救急室での収縮期血圧は100 mmHgである。血圧は通常のショックでよくみられる収縮期血圧80 mmHg以下にはなっていないが、この状態はショックなのかもしれない。

収縮期血圧と心拍数を比較し、収縮期の血圧よりも心拍数の数値が大きい場合、「**バイタルの逆転**」と呼ばれる。これはショックを示唆する。救急室では、循環血液量減少性ショック、敗血症性ショックが最も多い。循環血液量減少性ショックは、脱水や出血

---

[8] Singer M, et al : JAMA, 315 : 801-810, 2016

によって起こる。出血は外傷だけでなく、消化管出血や腹部大動脈瘤破裂、子宮外妊娠（異所性妊娠）などによる腹腔内出血のこともある。

収縮期血圧から拡張期血圧を引いた値を脈圧と呼んでいる。この脈圧が収縮期血圧の２分の１よりも大きい場合を、脈圧が大きいと呼ぶ。脈圧が大きいときは、カテコラミンがたくさん出ている非常事態であることを示唆する。心不全や呼吸不全、敗血症性ショックであることが多い。逆に、脈圧が非常に小さい場合は、心拍出量が減少していることを示す。

ショックの患者に対しては、まず手足を触り温度を確認する。四肢末梢が温かく脈圧が大きければ、敗血症性ショックまたはアナフィラキシーである。末梢が冷たく脈圧が小さければ、心拍出量の低下が疑われる。次に頸静脈の怒張を観察する。頸静脈が虚脱していれば、循環血液量減少性ショックである。頸静脈が怒張しているときは、心原性ショック（心筋梗塞、不整脈、弁膜症）または閉塞性ショック（緊張性気胸、肺塞栓症、心タンポナーデ）を疑う。

### ❷ 呼吸数のみかた

血圧や心拍数、体温は、降圧薬や解熱鎮痛薬によって影響を受け客観的な評価が難しいときがある。しかし、呼吸数はこれら薬剤によって影響を受けることが少ない。**呼吸回数が20回/分以上の場合には要注意である。**エマージェンシーの状況になっている

ことが多い。敗血症の初期には、唯一の異常所見が呼吸回数の増加であることがある。この場合、白血球数やCRPといった炎症反応を示す値は正常のままである。

成人の呼吸数は16〜20回/分である。患者に悟られぬように胸部聴診を行いながら、15秒間呼吸数をカウントし4倍する、または20秒間カウントして3倍することが多いのだが、忙しいとなかなか呼吸数を計測する時間がない。そんなときには、患者と同じタイミングで呼吸をしてみよう。すると、これはかなり早いぞということが直感的に分かる。

# 6 意識レベルの評価

意識レベルは、救急室ではJapan Coma ScaleやGlasgow Coma Scaleに従って評価されることが多い。しかしながら、一般診療では患者さんと世間話をしたり、家族の話を聞いたりすることによって、話のつじつまが合うかどうかは簡単に評価ができる。

ビタミン$B_1$欠乏症によるウェルニッケ脳症は非常に頻度の高い疾患である。三徴という3つの代表的症状が知られている。意識障害、運動失調、眼筋麻痺（外転神経麻痺が多い）である。これらすべての症状がそろうことは17%くらいしかない。多くは「じいちゃん、昨日からなんか少しだけおかしい」程度の軽い意識障害である。

意識レベルだけではなく、言語や記憶という脳の高次機能も調べる必要があることもある。簡単に行うには、長谷川式簡易知能評価スケール（表4）やミニメンタルステート（Mini-Mental state）検査（表5）がある。細かく脳の機能を調べようとすると何時間もかかってしまうため、これらの簡便な検査法によって大体の評価をするのである。

　これらの検査では、見当識、記憶、計算などについて評価ができる。検査の途中で「桜、猫、電車」という3つの言葉を覚えてもらい、後でもう1度聞いてみる、100から順に7を引く…このような方法で評価が行われる。3つの言葉は、できるだけ毎回同じものを使用している。なぜなら私自身が何を話したのか忘れてしまうからである。これらの検査ができない人には、携帯電話を取り出して友達に電話を掛ける真似をしてもらったり、壁に釘を打ち付ける真似をしてもらったりする。観念運動性失行の検査である。

　では具体的にどのような点に注意しながら診察をすればよいのか、次章で診察実演を交えながら解説したい。

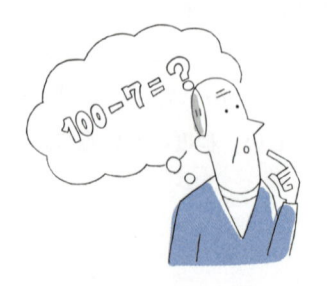

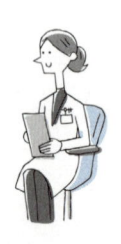

## 表4 改訂 長谷川式簡易知能評価スケール（HDS-R）

| No. | 質問内容 | | 配点 | 記入 |
|---|---|---|---|---|
| 1. | お歳はいくつですか？（2年までの誤差は正解） | | 0　1 | |
| 2. | 今日は何年の何月何日ですか？　何曜日ですか？<br>（年月日, 曜日が正解でそれぞれ1点ずつ） | 年 | 0　1 | |
| | | 月 | 0　1 | |
| | | 日 | 0　1 | |
| | | 曜日 | 0　1 | |
| 3. | 私たちが今いるところはどこですか？<br>（自発的に出れば2点，5秒おいて，家ですか？　病院ですか？　施設ですか？　の中から正しい選択をすれば1点） | | 0　1　2 | |
| 4. | これから言う3つの言葉を言ってみてください．あとでまた聞きますのでよく覚えておいてください．<br>（以下の系列のいずれか1つで，採用した系列に○印をつけておく）<br>1：a) 桜　b) 猫　c) 電車<br>2：a) 梅　b) 犬　c) 自動車 | | 0　1<br>0　1<br>0　1 | |
| 5. | 100から7を順番に引いてください．<br>（100−7は？　それからまた7を引くと？　と質問する．最初の答えが不正解の場合，打ち切る） | (93) | 0　1 | |
| | | (86) | 0　1 | |
| 6. | 私がこれから言う数字を逆から言ってください．<br>（6−8−2，3−5−2−9を逆に言ってもらう，3桁逆唱に失敗したら打ち切る） | 2−8−6 | 0　1 | |
| | | 9−2−5−3 | 0　1 | |
| 7. | 先ほど覚えてもらった言葉をもう一度言ってみてください．<br>（自発的に回答があれば各2点，もし回答がない場合，以下のヒントを与え正解であれば1点）<br>a) 植物　b) 動物　c) 乗り物 | | a：0　1　2<br>b：0　1　2<br>c：0　1　2 | |
| 8. | これから5つの品物を見せます．それを隠しますので何があったか言ってください．<br>（時計，鍵，タバコ，ペン，硬貨など必ず相互に無関係なもの） | | 0　1　2<br>3　4　5 | |
| 9. | 知っている野菜の名前をできるだけ多く言ってください．<br>答えた野菜の名前を右欄に記入する．<br>途中で詰まり，約10秒間待っても答えない場合にはそこで打ち切る．<br>0〜5＝0点，6＝1点，7＝2点，8＝3点，9＝4点，10＝5点 | | 0　1　2<br>3　4　5 | |
| | | 合計得点： | | |

加藤伸司，他：改訂長谷川式簡易知能評価スケール（HDS-R）の作成．老年精神医学誌，2：1339-1347，1991より引用

## 表5 Mini-Mental State Examination（MMSE）

| 質問内容 | | 回答 | 得点 |
|---|---|---|---|
| 1. 5点 | 今年は何年ですか | 年 | |
| | 今の季節は何ですか | | |
| | 今日は何曜日ですか | 曜日 | |
| | 今日は何月ですか | 月 | |
| | 今日は何日ですか | 日 | |
| 2. 5点 | ここは，何県ですか | 県 | |
| | ここは，何市ですか | 市 | |
| | ここは，何病院ですか | 病院 | |
| | ここは，何階ですか | 階 | |
| | ここは，何地方ですか（例：関東地方） | | |
| 3. 3点 | 物品名を3個（相互に無関係）<br>検者は物の名前を1秒間に1個ずつ言う<br>その後，被検者に繰り返させる<br>正答1個につき1点を与える…3個すべて言うまで繰り返す<br>（6回まで）<br>何回繰り返したかを記す　　回 | | |
| 4. 5点 | 100から順に7を引く（5回まで）<br>あるいは「フジノヤマ」を逆唱させる | | |
| 5. 3点 | 3で提示した物品名を再度復唱させる | | |
| 6. 2点 | （時計を見せながら）これは何ですか<br>（鉛筆を見せながら）これは何ですか | | |
| 7. 1点 | 次の文章を繰り返す<br>「みんなで　力を合わせて　綱を　引きます」 | | |
| 8. 3点 | （3段の命令）<br>「右手にこの紙を持ってください」<br>「それを半分に折りたたんでください」<br>「机の上に置いてください」 | | |
| 9. 1点 | （次の文章を読んで，その指示に従ってください）<br>「目を閉じなさい」 | | |
| 10. 1点 | （何か文章を書いてください） | | |
| 11. 1点 | （次の図形を書いてください） | | |
| | | 得点合計 | |

Folstein MF, et al：J Psychiatr Res, 12：189-198, 1975

# 第4章

# 実践的な診察法を身につけよう

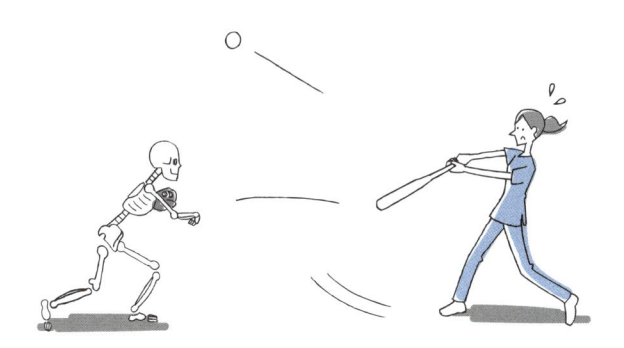

## ◇はじめに

　診察にはいろいろなスタイルがある。患者の重症度により、どれくらい時間をかけるのかは異なる。すべての風邪の患者に詳しく系統だった診察が必要なわけではない。**診察にはメリハリをつけて、軽症患者の診察を素早く済ませ、重症な患者に時間をかけることが大切である。**

　この章では忙しい臨床の場において、できるだけ短時間に必要な身体所見をとるための、実践的な診察法を解説してある。初期研修までにぜひ身につけていただきたい。有名な身体所見であっても、感度や特異度の点で重要でないものがある。本書ではそれらは省いた。いろいろな指導医の診察を見て、自分のスタイルを確立していくことが大切である。身体診察の教科書はたくさん出ている。次の本が有名である。すべて日本語版も出版されている。

① 『Bates' Guide to Physical Examination and History-Taking 11th ed』(Bickley L, Szilagyi PG), Lippincott Williams & Wilkins, 2012 [※1]

　各臓器の基本的な診察法について詳しく記述されている。初級者からベテランまで学ぶべき内容が多い。

② 『Evidence Based Physical Diagnosis 3rd ed』(Mcgee S), Saunders, 2012 [※2]

---

※1 『ベイツ診察法　第2版』(福井次矢, 他/監訳) メディカルサイエンスインターナショナル, 2015
※2 『マクギーの身体診断学　改訂第2版』(柴田寿彦, 長田芳幸/訳), 診断と治療社, 2014

いろいろな疾患に対する症状や身体所見の感度・特異度を調べ診断に有用なものが紹介されている。実用的。

③『Sapira's Art and Science of Bedside Diagnosis 4th ed』(Orient JM)，Lippincott Williams & Wilkins，2010 [※3]

詳しく観察し身体所見をとればこんなことまでわかるのかという驚きの本である。マニアックな方におすすめ。

教科書どおりに診察をいつも行う必要はない。ルーチンで診る所見と、詳しく診察する必要があるときに診るべき所見がわかっていればよい。必要なときに、いつでも各臓器について系統だった診察ができるようにトレーニングしておくことは重要である。

**診察で最も大切なのは患者の訴え（病歴）である。**病歴から疾患が想定できなければ身体所見はうまくとれない。例えば、「最近夜間に寝ていると息苦しくなって目が覚める。椅子に座ってしばらくすると楽になってまた眠ることができる。しかし、臥位になって1時間くらいすると再び息が苦しくなって起きてしまう」このような病歴があれば、夜間発作性呼吸困難があるとわかる。これは左心不全の症状である。ならば、心臓の聴診でⅢ音が聞こえるのではないか、肺の下方にはcrackleが聞こえるのではと狙って身体所見をとりにいくことができる。

---

[※3]『サパイラ 身体診察のアートとサイエンス 原書第4版』（須藤 博，他/監訳），医学書院，2013

心不全やCOPDなど、よく遭遇する疾患に関しては、典型的な所見を「パッケージにして、確認していく」ことが大切である（第2章p.52参照）。

　なお、この章で解説している診察法を動画でも解説している。詳しくはp.10をご覧いただきたい。

## A　患者との対面（最初の1分間で心をつかむ）

movie1 ▶

　不安をもって訪れる患者に対しては「それは大変でしたね。今日来ていただいて本当によかったと思います」と心から共感をもって話しかけ、手を握りしめる。第1章でも述べたが、最初の1分間でグッと心をつかむことが大切である。心が通わなければ重要な情報は聞きだせなくなる。患者はすべてを医者に話すわけではない。

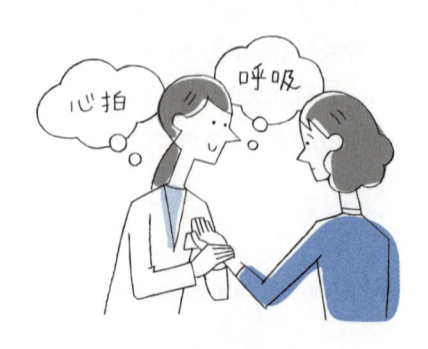

ただ手を握るだけでは不十分だ。この段階でさまざまな情報を入手できる。まず、話しかけながら意識レベルをチェックしよう。会話ができれば気道閉塞はない。橈骨動脈に触れながら血圧・心拍数（不整脈の有無）・呼吸数・体温を推定する。椎骨動脈を触れることができれば、収縮期血圧はだいたい80 mmHgあると考えてよいだろう。患者さんの呼吸に合わせて呼吸をしてみよう。頻呼吸になっているかどうかを感じとることができる。1分間に20回以上の呼吸数は要注意である。急性呼吸不全、心不全、敗血症のことがある。プレショック状態なら何ともいえないジトッとした嫌な冷たさを手に感じる。

## β 循環器系の診察

### ❶手の観察

　まず手を観察し、タバコのヤニの付着、末梢チアノーゼ、ばち指を調べる。ばち指は右左シャントを有する心疾患、感染性心内膜炎、肺がん、気管支拡張症、肝硬変で認められる。ばち指では爪の付け根の角度が180°以上に開き、指先が太鼓のバチのように肥大し、爪の根元が浮いてくる（図1, 2）。

　左右の橈骨動脈を触診し、左右差を確認する。大動脈炎症候群（高安病）、大動脈解離では橈骨動脈の脈拍喪失や左右差を生じる。

### ❷血圧

　バイタルサインとして非常に重要にもかかわらず、正しい血圧

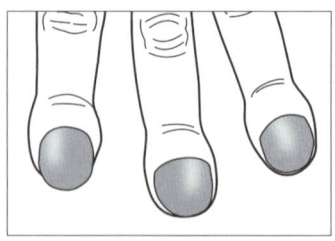

図1 ばち指の所見（指先の肥大） 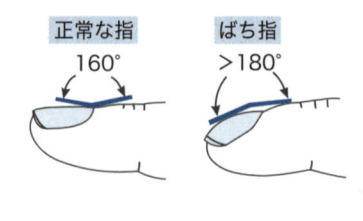　　図2 爪の付け根の角度の変化

測定についてきちんとトレーニングを受けている医療従事者はほとんどいない。注意すべき点は以下のとおりである。

〈血圧の正しい測定法[※4]〉
① 血圧測定30分前にはカフェイン摂取、運動、喫煙を避ける
② 椅子に5分間安静にして座り測定（ベッドで寝て測定しない）
③ 上肢を圧迫する衣類をゆるめ、上肢は心臓と同じ高さにする
④ 聴診の併用による測定が好ましい
⑤ 正しいサイズのカフを使用（空気袋は上腕径の80％に達すること）
⑥ 上腕動脈を触知しながらカフを膨らませ、拍動触知が消失する圧がおおよその収縮期血圧である
⑦ 推定収縮期圧から、さらに30 mmHg圧をかけ、2 mmHg/秒のスピードで減圧する
⑧ 2回以上測定し平均を求める

### a 脈圧

脈圧（pulse pressure）とは収縮期血圧と拡張期血圧の差である。一回拍出量と相関する。大脈圧は脈圧＞収縮期血圧×1/2の

---

[※4]『MKSAP 16 Nephrology』American College of Physicians , p.35（JNC7）, 2013

状態をさす。動脈硬化、大動脈弁閉鎖不全（aortic regurgitation：AR）、発熱、貧血、甲状腺機能亢進症で起こる。**小脈圧（脈圧＜収縮期血圧×1/4）は左心不全、循環血液量低下で観察される。**

### b 奇脈

　吸気時には胸腔内圧が減少し、右室への静脈還流が増加する。右室内で増加した血液は心室中隔を左室方向に押すため、左室流出路が狭くなり収縮期血圧は下がる。そこで呼気/吸気時の血圧差を測定することがある。方法は、まず患者に自然に呼吸をさせた状態で血圧計カフの圧をゆっくりと下げる。一部の脈音のみ聞こえる時点の血圧を測定する（呼気時収縮期血圧）。次にさらに圧をゆっくり下げ、すべての脈音が聴取できる血圧（**吸気時収縮期血圧**）を調べ、その差を求める。この、**呼気時と吸気時の収縮期血圧の差が＞10 mmHgのときに奇脈と呼ぶ。**心タンポナーデや重症気管支喘息でみられる[5]。

### ❸頸静脈波

　臥位で上体を30°挙上し、顔をやや左方に向かせる。左方を向きすぎると頸部の筋肉により静脈が圧迫されて観察ができなくなる。頸静脈の観察にはペンライトを用いる。ペンライトの光を体の前方から頸静脈に対して接線方向にあてるのがポイントである。血管後方に陰影がつき波動が観察しやすくなる。頸動脈との区別が難しいときもあるが、鎖骨上窩に手をあて軽く圧をかけると頸

---

[5]『Evidence Based Physical Diagnosis 3rd ed』（Mcgee S），pp.100-105, Saunders, 2012

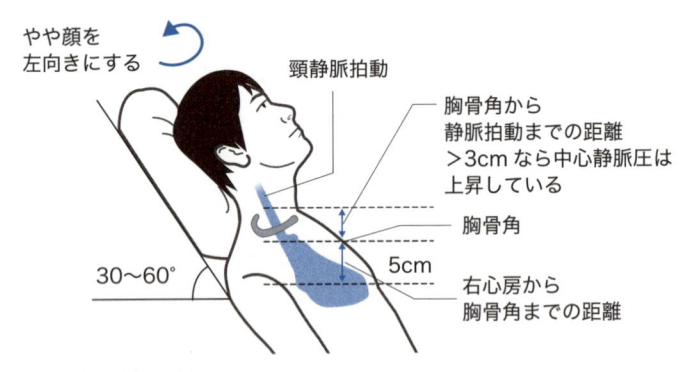

**図3 頸静脈波の観察**

静脈ならば脈波は消失する。

　正式には内頸静脈の脈波を観察するのだが、胸鎖乳突筋の下を走るため観察が難しい。外頸静脈でも十分代用ができ観察も容易である。脈波が右頸部の中央で観察できるようにベッドの傾きを再調整する。頸静脈の波動位置から床に対して水平線を伸ばし胸骨角（胸骨の上の方にある突起）からの垂直距離を測る（図3）。解剖学的に、右心房から胸骨角までの距離は5 cmなので、測定された距離に5 cmを加えれば中心静脈圧となる。8 cm以上ならば中心静脈圧は上昇している。心タンポナーデや緊張性気胸、肺塞栓症、右心不全で頸静脈は怒張する。

### a 頸静脈波の分析

　頸静脈波は図4のような波形から構成されている。識別すべき重要な波形は、2つの陽性波（a、v）と2つの陰性波（x、y）であ

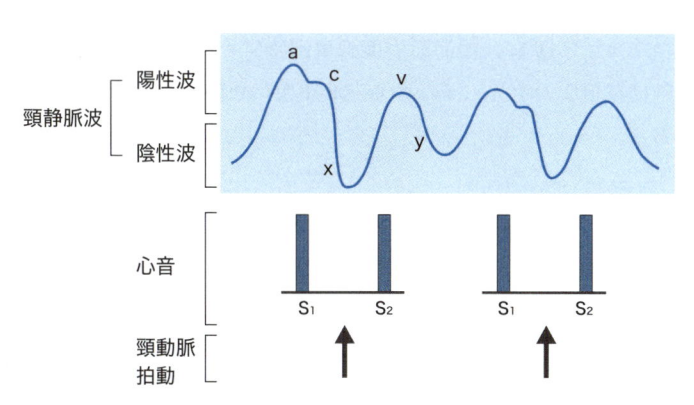

図4 頸静脈波の波形

る。a波は心房収縮、v波は頸静脈に血液が満たされることで発生する。頸動脈拍動や心音のS₁にやや先行してa波はみられるので、頸動脈の触診や心臓聴診により、a波とv波を区別することができる。

大砲波（cannon A wave）は大きなa波のことである。三尖弁の閉塞時に右房が収縮するために起こる。不規則に生じる大砲波では、完全房室ブロックなどの房室解離を疑う。v波の増大は三尖弁閉鎖不全（tricuspid regurgitation：TR）を示唆する。肺塞栓症や肺高血圧症などにより右心室の圧が高まるとv波の増大が起こる。

### b 腹部頸静脈逆流（abdomino-jugular reflux）

心窩部を10秒間圧迫し右頸静脈が怒脹すれば陽性である。圧迫

した手を急に離し、頸静脈の虚脱を確認することがコツである。これは左房圧の上昇、すなわち左心不全の可能性を示唆する所見である。

### ◉ クスマウル徴候（Kussmaul sign）

正常とは異なり、吸気時に頸静脈が怒張する。右心不全を示唆し、収縮性心外膜炎、心タンポナーデ、ひどい右心不全でみられる。

## ❹心拍動最強点（point of maximal impulse：PMI）

臥位では正常人の15〜40％にしか心尖拍動は触知できない。わかりにくければ左側臥位にして調べる。正常の位置は鎖骨中線上の第5肋間である。胸骨角のすぐ横に第2肋骨が付着するのでこれをメルクマークにして肋間を数える。次の場合は左室肥大があると考えられる。

①鎖骨中線より外側にある　②2つの肋間にまたがって触知[6]

### ◉ 右室の触知

臥位で体を30°挙上させ胸骨左縁、第3－5肋間に指を置き右室の触知を行う。明らかな拍動を感じれば右室肥大または拡張を意味する。肺高血圧症で認められる[6]。

### ◉ スクラッチテスト

心臓の部分に聴診器をあてて、心臓の外側から皮膚を指でこす

---

[6]『Bates' Guide to Physical Examination and History-Taking 10th ed』(Bickley L, Szilagyi PG), pp.357-361, Lippincott Williams & Wilkins, 2009

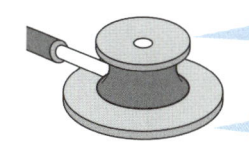

第4章 実践的な診察法を身につけよう

ベル型（低調な音を聴く）

膜型（高調な音を聴く）

図5 聴診器（集音部）

り（スクラッチ）音の変化を調べる。音が強く聞こえるところが心境界である[※7]。

### ❺心音の聴診　　movie 3 ▶

補聴器の膜型は高音をベル型は低音を聞くのに適している（図5）。次の点に注意して聴診を行う。$S_1$（Ⅰ音）は僧帽弁、三尖弁の閉じる音、$S_2$（Ⅱ音）は大動脈弁・肺動脈弁の閉じる音で正常な心音である。$S_3$（Ⅲ音）と$S_4$（Ⅳ音）は過剰心音と呼ばれ、$S_3$は心不全で聴取されることがある。

#### a $S_1$は亢進しているか？

心基部で$S_1$が$S_2$より大きければ、$S_1$は亢進しているといえる。鑑別診断は僧帽弁狭窄（mitral stenosis：MS）や心拍出量が増加する疾患である。

#### b $S_2$は分裂しているか？（図6）

$S_2$は大動脈弁が閉じる音（$A_2$）と肺動脈弁が閉じる音（$P_2$）で

---

※7 『サパイラ 身体診察のアートとサイエンス 原書第4版』（須藤 博，他/監訳），p.462，医学書院，2013

図6 S₂分裂のパターン

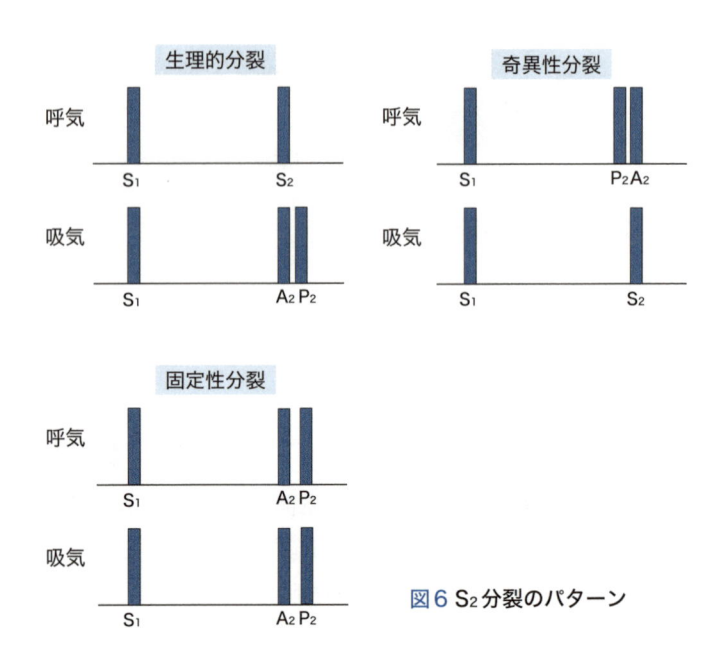

ある。正常では吸気時には胸腔内が陰圧となるため、静脈還流量が増え$P_2$は$A_2$より遅れる。この$S_2$の**生理的分裂**（吸気にのみ分裂）は正常者の約70％に認められる。

正常とは逆に呼気時に$S_2$が分裂する**奇異性分裂**なら、大動脈弁が閉まるのに時間がかかる病態、すなわち左脚ブロック（left bundle branch block：LBBB）や大動脈弁狭窄（aortic stenosis：AS）があると推定できる。呼吸にかかわらず$S_2$がいつも分裂している、**固定性分裂**ならば心房中隔欠損が疑われる。吸気時に広い$S_2$の分裂がみられれば右脚ブロック（right bundle branch block：

RBBB)、肺動脈弁狭窄である。

### C 収縮期雑音、拡張期雑音は聞こえるか?

臥位で上体を45°挙上し、第2肋間の胸骨右縁（大動脈弁領域）、第2肋間の胸骨左縁（肺動脈領域）、第4-5肋間の胸骨左縁（三尖弁領域）、心尖部（僧帽弁領域）で膜型聴診器を胸壁に強く当て聴診する。膜型は$S_1$や$S_2$の高音を聞くのに適している。

収縮期雑音と拡張期雑音を区別する。**$S_1$と$S_2$の間にある雑音が収縮期雑音である**。日常診療ではほとんどが収縮期雑音である。心拍数が速いと両者の区別は難しいことがある。雑音が聞かれる場所、大きさ（6段階評価）、形態、広がりを言葉で表現する［例：心尖部を中心とした、大きさ3/6の汎収縮期雑音で腋窩に放散している］。

### 【収縮期雑音】

収縮期雑音で多いのはASと僧帽弁閉鎖不全（mitral regurgitation：MR）である。ASとMRははっきりと区別できるようにしたい。AS雑音の最強点は第2肋間胸骨右縁から心尖部にかけて帯状領域のどこでもよい。高い圧格差のため、漸増漸減型の楽音様で高い音（心雑音ピークは中期〜後期）となり、血流の流れに沿い両側頸部に放散する（図7）。頸動脈を触診すると立ち上がりが弱く遅いが、心尖拍動は力強い。ASは自覚症状が出てからの予後は悪い。症状ごとの予後はそれぞれ心不全（2年）、失神（3年）、狭心痛（5年）といわれる。

図7 収縮期雑音（AS）※8

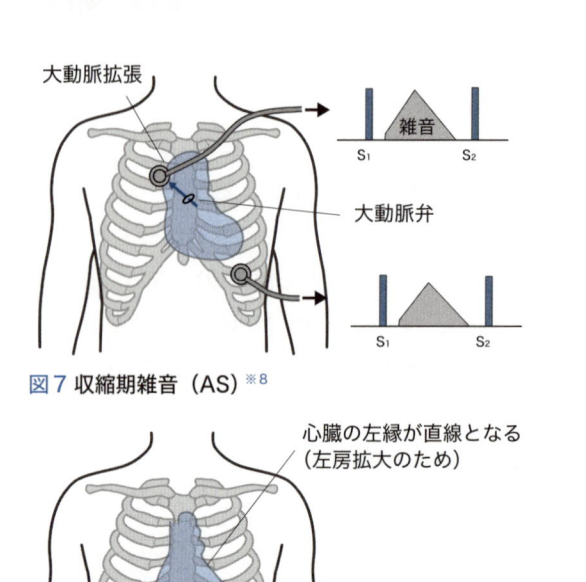

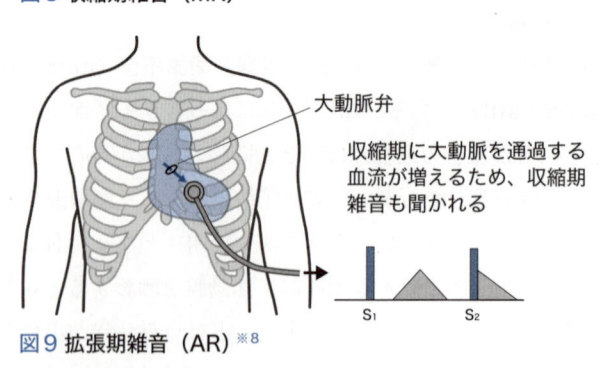

図8 収縮期雑音（MR）※8

心臓の左縁が直線となる（左房拡大のため）

図9 拡張期雑音（AR）※8

大動脈拡張
大動脈弁
大動脈弁
収縮期に大動脈を通過する血流が増えるため、収縮期雑音も聞かれる

※8 『Macleod's Clinical Examination 12th ed』（Douglas G, et al. eds），pp.131-133, Churchill Livingstone，2009を参考に作成

一方、MRの雑音は左房から左室への逆流性雑音であるので、音の強弱があまり目立たない汎収縮期雑音である。腋窩、左肩甲骨下部に放散する（図8）。

### 【拡張期雑音】

　拡張期雑音は正常で聞かれることはない。頻度が高いのは大動脈弁閉鎖不全（AR）である（図9）。ARの音は小さいので、静かな部屋で前傾姿勢をとって座らせ、最大呼気時にしばらく息を止めてもらい、膜型聴診器を用いて第3－4肋間胸骨左縁で拡張期雑音を聞く。洞窟の中を風が流れるような音である。騒がしい救急室では聴取が難しい。収縮期血流量の増加のため、収縮期雑音も聴取されることが多い。急に起こったARは、大動脈解離と感染性心内膜炎を考える。

### d $S_3$、$S_4$は聞こえるか？

　$S_3$・$S_4$は、上体を45°挙上やや左側臥位にし、心臓を胸壁に近づけてベル型で第4－5肋間と心尖部で軽く胸壁に当てて聴取する。ベル型は$S_3$や$S_4$の低音を聞くのに適していて、強く押し当てるとこれらの音は消失する。$S_2$からやや遅れて聞かれる$S_3$は若い健常者にも聞かれるが、妊娠を除き40歳以上で聞こえる場合は病的である。$S_3$の心不全に対する感度と特異度は、それぞれ13％、99％である[9]。したがって、100人の心不全患者を集めても$S_3$が聴取できるのは13人であるが、$S_3$が聞こえれば心不全である可能

---

[9] Wang CS, et al：Does this dyspneic patient in the emergency department have congestive heart failure? JAMA, 294：1944-1956, 2005

性はかなり高くなる。左心不全ではS₃は心尖部で、右心不全ではS₃は左胸骨左縁で聞こえ吸気により増強される。

S₁の前に聞かれるS₄は心臓のコンプライアンスの低下を示唆する。臨床的な意義はS₃に比べてはっきりしない。

## 疾患ごとの診察ポイント

### ● 心不全

心不全は臨床で非常によく遭遇する疾患である。左心不全と右心不全に分けて、それぞれの症状や所見を確認しよう。

### ① 左心不全

【症状】運動時の息切れ、起坐呼吸（図10）、発作性夜間呼吸困難（就寝後1～2時間して起こる）、慢性の痰を伴わない咳

【身体所見】①肺下部背側のcrackles（p.94）、②呼気時喘鳴（気管支喘息と似ている）、③左心系S₃、④腹部頸静脈逆流

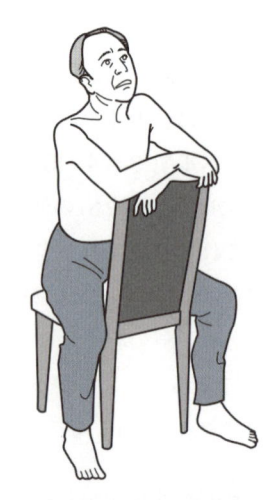

図10 左心不全患者の起坐呼吸

## ② 右心不全（図11）

【症状】食欲低下・嘔気（消化管の浮腫）、右上腹部痛（うっ血肝）、下腿浮腫

【身体所見】頸静脈圧上昇、肝腫大、腹水、右心系 $S_3$

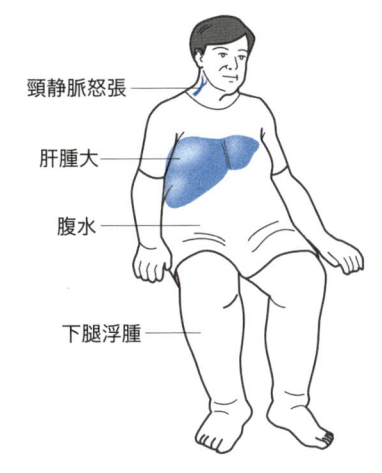

**図11 右心不全患者の所見**

（頸静脈怒張、肝腫大、腹水、下腿浮腫）

# C 呼吸器系の診察 [※10]

## ❶バイタルサイン

咳や息苦しさなどの症状と呼吸回数に注意する。1分間における呼吸回数は、通常は30秒間数えて、それを2倍して求めるが、簡単に頻呼吸の程度を実感するには患者と同じタイミングで呼吸をしてみると、20回/分以上の頻呼吸になっているかどうかがわかる。その他のバイタルサイン（血圧、脈拍、体温）をチェックする。頸部で強く聞かれる吸気時の喘鳴はstridorと呼ばれ、上気道の狭窄が疑われる危険な状況である。

---

※10 『Macleod's Clinical Examination 12th ed』(Douglas G, et al. eds), pp.163-174, Churchill Livingstone, 2009

手を観察する。循環器系と同様、タバコのヤニ、末梢チアノーゼ、ばち指を見る。$CO_2$が貯留している患者では、手のぬくもりや羽ばたき振戦がみられる。

眼瞼結膜を見て貧血の有無を知る。舌を前に出してもらい、その色を観察し中心性チアノーゼ（動脈の低酸素を示す）の有無を調べる。

### ❷肺の診察　　　　　　　　　　　　　　　　　　movie 4 ▶

視診・触診・打診・聴診の順に、前胸部を調べる。その後に、背部で同じことを行う。左右の肺を常に比較しながら行うとよい。

#### a 視診

深呼吸をしてもらい、胸郭の非対称的な動きや胸郭変形（漏斗胸、鳩胸、ビア樽状胸郭）や手術痕を観察する。

#### b 触診

胸骨の頸切痕を手で確認し、気管が中心に位置しているかどうかを調べる。

両手を患者の両側胸部に置き、左右から胸郭を包み込むようにして親指を合わせる（図12）。大きく深呼吸させると、正常では合わせた親指が5cm以上広がる。さらに胸郭が左右対称に広がるかを見る。両側の胸郭運動の低下はCOPD（chronic obstructive pulmonary disease：慢性閉塞性肺疾患）を示唆する。

A）呼気　　　　　B）吸気

通常
5cm以上
広がる

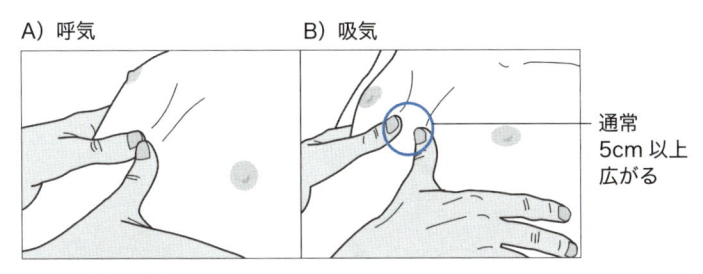

図12 胸部の触診

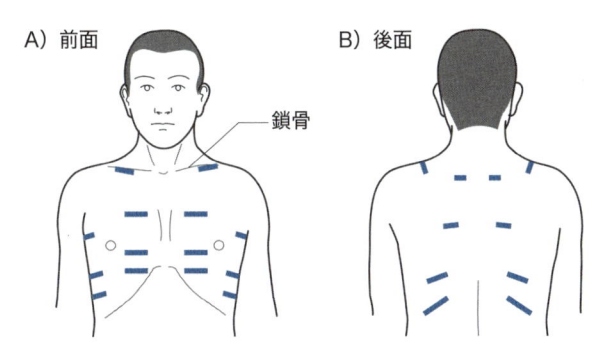

A）前面　　　　　B）後面

鎖骨

図13 胸部の打診の位置

### C 打診（図13）

　左右の鎖骨を打診する。次に上から下に、左右の肺を比較しながら打診する。打診のコツは左手の中指を肋間に強く当て、ほかの指を胸壁から離し、右手の中指を使いスナップを効かせて勢いよく左手中指DIP関節（第1関節）に振り下ろす。振り下ろした後は指をしっかりとDIP関節にとどめたままにする。肺の位置では鼓音が聞かれ、心臓や肝臓のある場所では濁音となる。肺炎や無気肺、胸水があると肺の位置でも濁音となる。

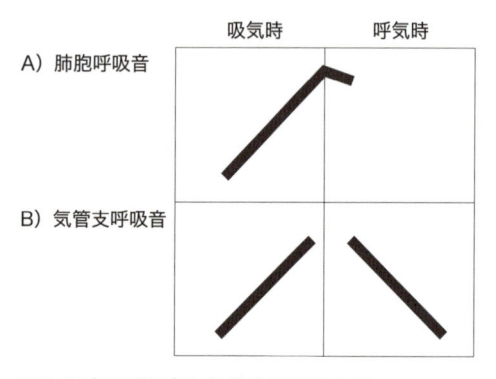

|  | 吸気時 | 呼気時 |
|---|---|---|
| A) 肺胞呼吸音 | | |
| B) 気管支呼吸音 | | |

図14 肺胞呼吸音と気管支呼吸音の違い

### d 聴診

　大きくゆっくり呼吸を繰り返してもらい、まず鎖骨上窩から聴診器のベル型を用いて左右の呼吸音を聴取する。次に聴診器を膜型に切り替えて、前胸部の肺を左右比較しながら、合計10カ所程度聴く。気管呼吸音は吸気と呼気の時間は等しく、呼気の終わりまで音が聞こえる。肺胞呼吸音は吸気の方が長く強く聞こえ、呼気はほとんど聞こえない（図14）。通常肺胞呼吸音が聞こえる部位で気管呼吸音が聞こえれば、consolidation（浸潤影）内部の気管支が開いている肺炎の存在を示唆する。

　次に「ひとーつ、ひとーつ」と患者に言ってもらい、**声音振盪**を調べる。肺炎のある部位では声はよく聞こえるが、胸水や無気肺の部位では声が減弱する。

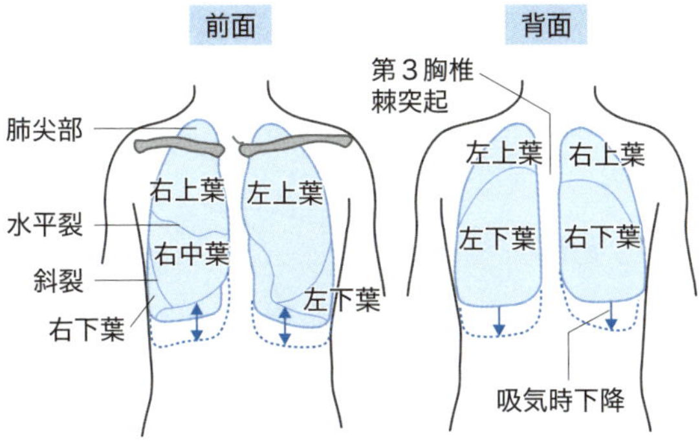

第4章　実践的な診察法を身につけよう

**前面** 　　　**背面**

- 肺尖部
- 水平裂
- 斜裂
- 右上葉／左上葉
- 右中葉
- 右下葉／左下葉
- 第3胸椎棘突起
- 左上葉／右上葉
- 左下葉／右下葉
- 吸気時下降

図15 呼吸時の肺の位置

　聴診と打診では、解剖学的にどの部位を調べているのかをイメージしながら診察するとよい（図15）。

　背部に関しても前胸部と同じように、視診・触診・打診・聴診の順で行う。肺尖部の打診では肩の上に左中指を置き行う。肩甲骨を外側に移動させるためには、患者に両腕をクロスし胸の前に置くように指示する。打診・聴診では肩甲骨や脊柱を避けて行う。

### ❸リンパ節の触診　　　　　　　　　　　　　　　movie 6 ▶

　オトガイ下、顎下、耳介前部、耳介後部、後頸部、前頸部、鎖骨上窩のリンパ節を触知する（図16）。**鎖骨上窩のリンパ節腫脹は肺がんや悪性リンパ腫を示唆することが多いので特に重要である**。やや首を触診する側に傾けてもらうと深部まで触知しやすい。

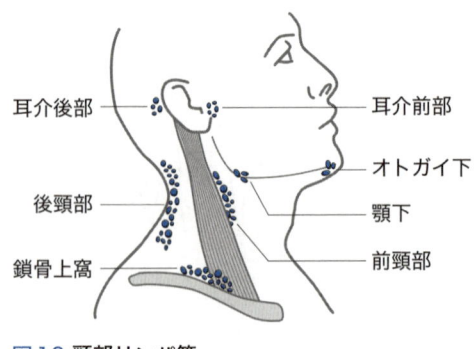

図16 頸部リンパ節

耳介後部
耳介前部
オトガイ下
後頸部
顎下
鎖骨上窩
前頸部

### ❹呼吸副雑音　　　　　　　　　　　　　　　　　　　movie 4 ▶

#### a crackle（クラックル）

crackleは呼気時に閉塞した末梢の気道が吸気時に開くために音が出る。吸気の早い時期のearly inspiratory crackleは細気管支炎で聞かれる。吸気中間から終末にかけてのcrackleは肺水腫や肺炎である。肺炎が軽快すると水疱音（coarse crackles）は吸気中期から吸気末期になっていく。終末だけのfine crackleは間質性肺炎のときに肺底部で聞かれ、ベラクロラ音とも呼ばれる。気管支拡張症では吸気時と呼気時にcrackleが聞かれる。痰が気管支に詰まっていても同様の音が聞こえることがあるので、咳払いをさせてもう一度聴取することも有用である。

#### b wheeze（ウィーズ）・Stridor（ストライダー）

wheezeは気管支の狭窄を示し、呼気時に聞かれることが多い。気管狭窄がひどくなると吸気時にも聞かれるようになる。気管支

喘息とCOPDが代表疾患である。気管狭窄の程度と重症度とは相関しない。重症喘息では逆にwheezeが聞かれなくなる（silent lung）。上気道の狭窄を示唆するstridorとの区別が重要である。

stridorは吸気時にだけ聞かれ、頸部で最も強く聴取される。急性喉頭蓋炎、気道内異物、アナフィラキシー、クループ症候群を考える。

限局性のwheezeは気管支の狭窄を起こす腫瘍のことがあるので注意が必要である。

### C 胸膜摩擦音

胸膜摩擦音（pleural friction rub）は肺炎、肺梗塞、血管炎による炎症が胸膜に及んだ場合に、壁側胸膜と臓側胸膜が摩擦を起こし生じる音である。深呼吸時の吸気終末と呼気開始時に聞かれる。聴診器の膜型で聞く。最大吸気で胸が痛くなることを胸膜刺激痛と呼ぶが、胸膜刺激痛のある部位でよく聴取される。胸水が貯留すると聞こえなくなる。

実際の呼吸副雑音は英語でそれぞれの単語を入力しインターネットで動画検索すると聞くことができる。また※11でも聞ける。

---

※11 Bohadana A, et al：Fundamentals of lung auscultation. N Engl J Med, 370：744-751, 2014
　　いろいろな呼吸副雑音を聞くことができる。
　→仲田和正先生（西伊豆健育会病院）の日本語要約
　　http://www.nishiizu.gr.jp/intro/conference/h26/conference-26_06.pdf
　→仲田先生による最新論文要約は、次のサイトから閲覧可能（超オススメ）
　　http://www.nishiizu.gr.jp/intro/conference.html

### 疾患ごとの診察ポイント

movie 5 ▶

### ●慢性閉塞性肺疾患（COPD）

COPDでは次の身体所見に注意して診察を行う（図17）。

### ① 口すぼめ呼吸（pursed lip breathing）

呼気時に口をすぼめることにより口腔内が陽圧となり、呼気時の気道虚脱を防ぎ、肺の中に貯留した空気を出しやすくしている。early cracklesは呼気早期に聴取される断続性ラ音である。口にも放散するため、口の前に聴診器を持っていくと吸気時の最初にプチプチとかすかな音が聞こえる。COPDがかなり進行した状態である。

### ② 呼吸補助筋の発達（図18）

呼吸を助けるために、呼吸補助筋である胸鎖乳突筋、斜角筋が肥厚する。COPDの進行に伴い全身の筋肉は徐々に萎縮してくる。

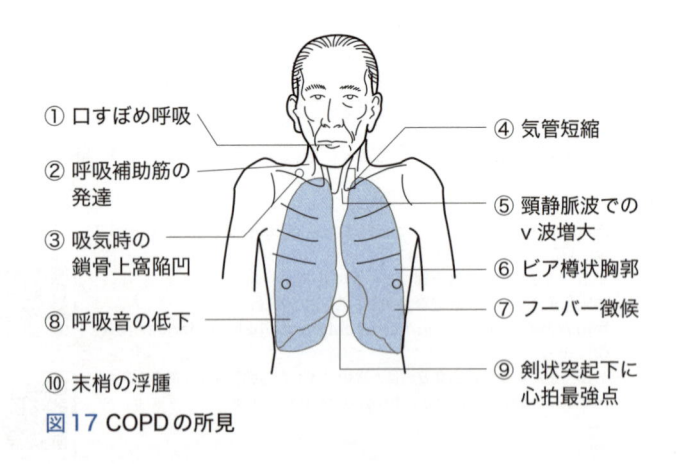

① 口すぼめ呼吸
② 呼吸補助筋の発達
③ 吸気時の鎖骨上窩陥凹
⑧ 呼吸音の低下
⑩ 末梢の浮腫
④ 気管短縮
⑤ 頸静脈波でのv波増大
⑥ ビア樽状胸郭
⑦ フーバー徴候
⑨ 剣状突起下に心拍最強点

図17 COPDの所見

## ③ 吸気時の鎖骨上窩陥凹

正常では大きく深呼吸したときに鎖骨上窩が凹むことはない。

## ④ 気管短縮（short trachea）

実際に気管が短縮するわけではない。肺が過膨張するために、甲状軟骨下端から胸骨柄までの距離が短くなる。正常では指2本分は楽に入る。自分で試してみるとよい。

## ⑤ 頸静脈波でのv波増大

肺性心とは、肺疾患のため肺への血流が悪くなり肺に血流を送る右心室に負荷がかかった病態である。右室圧が上昇するため、三尖弁逆流が起こることが原因である。

## ⑥ ビア樽状胸郭（barrel chest）、打診で過剰共鳴音

胸郭の前後径が大きくなる（ビア樽状胸郭）。横から眺め、体の

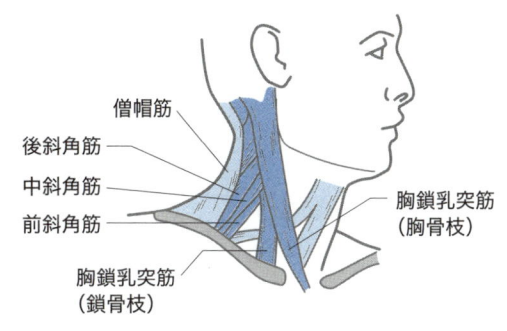

図18 呼吸補助筋

A）吸気時　　　　　B）呼気時

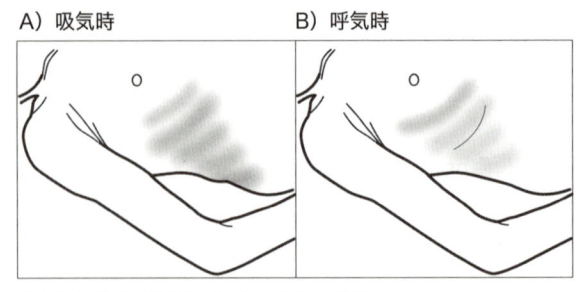

**図19 COPD患者における肋間の陥凹**

前後に手を当ててみるとよくわかる。肺に空気がたくさん入っているため、打診をすると太鼓を叩いているような音がする。

## ⑦ フーバー徴候（Hoover's sign）（図19）

吸気時に肋間が内方へ陥凹する。進行したCOPD患者の所見である。

## ⑧ 呼吸音の低下

呼吸音が聞きにくくなる。感度29〜82%、特異度は63〜96%、陽性尤度比（LR）3.2である[※12]。

## ⑨ 剣状突起下に心拍最強点

膨張した肺に押されて心臓がしずく状になる（滴状心）。心臓の下端

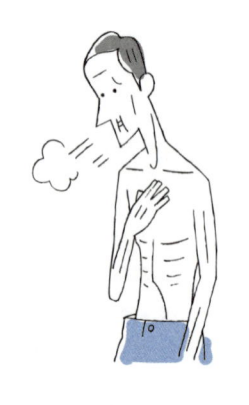

---

※12 『Evidence Based Physical Diagnosis 3rd ed』（Mcgee S）, p.279, Saunders, 2012

の位置が下がるため、心窩部で心拍動を触れるようになる。

⑩ 末梢の浮腫

高 $CO_2$ 血症のために末梢は温かくなる。右心不全や中心静脈圧の上昇のために静脈不全が起こり下肢に浮腫が生じる。

# D 腹部診察

movie 7 ▶

腹部診察は十分な病歴聴取があってこそ初めて成り立つ。症状から診断をある程度絞り込み、「ここにはこういう所見があるはず」「絶対にその特徴的所見をとるぞ」という強い決意で診察に望まないと、診断に重要な身体所見を拾い上げることは難しい。**身体診察や検査よりも、病歴聴取がより重要**だということを強調しておきたい。

## ❶全身状態・バイタルサインの把握

まず患者の全身状態の把握が重要である。一見しておおよその状態を把握する。

苦痛で顔をひきつらせていないか。上腸間膜動脈閉塞症では、患者の訴えは強いのに身体所見は全然たいしたことがない。精神的な要因による腹痛と誤解しやすいので注意が必要だ。「こんなに痛がるのは腹部の血管に原因があるのかもしれない」と推定する感覚が大切である。

### 表1 quick SOFA score

① 呼吸回数22回/分以上
② 精神状態の変化
③ 収縮期血圧100mmHg未満

感染を疑う患者で2点以上満たせば敗血症と判断する

　収縮期血圧＜心拍数（「バイタルの逆転」）ならプレショックの状態かもしれない。ショックの鑑別診断（血液分布異常性ショック、循環血液量減少性ショック、心原性ショック、閉塞性ショック）を行う。鑑別のしかたは「第3章5バイタルサインの取りかた」（p.66）を参照してほしい。

　感染を示唆する症状があり全身性炎症反応症候群（systemic inflammatory response syndrome：SIRS）の基準（p.66）を満たすときは敗血症を疑う。2016年2月、米国集中治療医学会からSIRSに代わる敗血症の新しい診断基準が示され[※13]、ICU（集中治療室）以外の場面ではquick SOFA scoreを使用する。表1の3点を評価する（各項目1点）。救急室で敗血症をスクリーニングするには便利な方法である。

### ❷問診

　急性腹症では問診が最も大切である。問診で80％の診断がつくと言っても過言ではないだろう。

---

※13 Singer M, et al：JAMA, 315：801-810, 2016

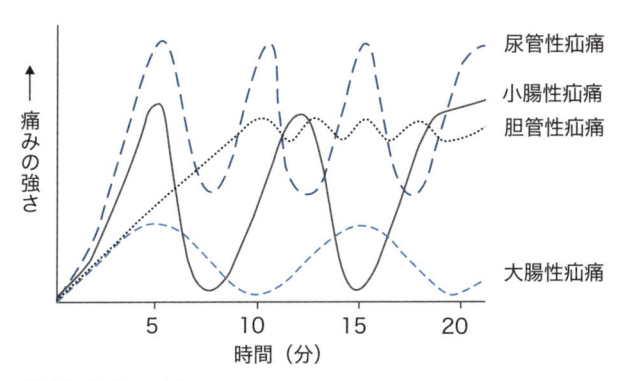

第4章　実践的な診察法を身につけよう

図20 疝痛のパターン
『Cope's Early Diagnosis of the Acute Abdomen 22nd ed』(Silen W ed), p.147, Oxford University Press, 2010より引用

### ■ 内臓痛か体性痛か

　内臓痛とは「管の痛み」である。消化管・尿管が詰まったため管が収縮し詰まったものを押し出そうとするときの痛みだ。痛みに波があり局在がはっきりしない。授業中、下痢になった経験は誰にでもあるだろう。急に腹痛を感じるが、お腹をさすっていると少し楽になる。もう少しで授業が終わるなと思っていると、またお腹がキリキリ痛くなる。痛みに波がある間欠痛である。でも、今日の下痢は右の下腹部だな…なんて思わない。**内臓痛は局在がはっきりしない。振動で響くこともない。**

　同じ内臓痛でも疾患により間欠痛の性状は大きく異なる（図20）。尿管結石では高いピークの痛みが短い周期で生じ、痛みが収まっても痛みが完全になくなることはない。ベッドで痛みのために転げ回って（七転八倒）いる患者を見たら、恐らく尿路結石か卵巣

囊腫茎捻転である。腹膜炎があれば体動で痛みが響くので、ベッド上で体をクルクル動かすことはできない。患者の訴えは激しいが、ベッドで体の向きを変えて転げ回っているのを見ると「腹膜炎はなさそうだな」と少し安心になる。

小腸や大腸の閉塞では、小腸の疝痛の方が大腸に比べて痛みのピークが高く疝痛周期が短い。腸閉塞では痛みが引くと痛みはほぼゼロになる（これは下痢のときの自らの体験に一致する）。大腸閉塞の方が感染症を起こすため緊急性は高いが、小腸閉塞に比べて症状が出にくいことに注意する必要がある。胆石発作は正確には間欠痛ではなく持続性の痛みである。胆石や胆泥により胆汁の流出障害が起こると胆嚢が緊満する。その後、細菌や浸出液が胆嚢周囲に滲出し限局性の腹膜炎が起こるためであろう。

**体性痛**とは「膜の痛み」である。腹膜・胸膜の痛みだ。**限局性であり振動でお腹に響く**。だから虫垂炎のため虫垂が穿孔し腹膜炎を起こした患者は、右下腹部を痛がり絶対にベッドで動こうとしない。できるだけ腹部に振動を与えないよう、ゆっくりと右足を引きずるように歩いて診察室に入ってくる。

内臓痛・体性痛の鑑別ポイントを表2にまとめた。
年齢によって急性腹症は頻度が異なる。50歳以下なら虫垂炎、50歳以上ならば腸閉塞、胆嚢炎、虫垂炎を第一に考えたい[14]。

---

※14　de Dombal FT：J Clin Gastroenterol,19：331-335, 1994

## 表2 内臓痛と体性痛

|  | 部位 | 局在 | 振動で増悪 |
|---|---|---|---|
| 内臓痛<br>(管の痛み) | 消化管、尿管、卵管 | — | — |
| 体性痛<br>(膜の痛み) | 腹膜、胸膜 | + | + |

### ❸ 一般診察

#### a 栄養状態

　偏食なく食事を摂れているかの確認が重要である。BMI (body mass index) で栄養状態を推定する。下肢に浮腫があれば、前脛骨を押してみて圧痕が40秒以上残るかどうかを調べる。圧痕ができ、40秒以内に圧痕がなくなれば、fast edema と呼ばれ低アルブミン状態を示唆する（40秒以上圧痕が残る場合は、心不全または静脈不全である）。眼瞼に浮腫がある場合は、眼全周に浮腫が認められれば低アルブミン状態を示す（下眼瞼だけの浮腫は心不全である）。鉄欠乏でのスプーン爪、ビタミン$B_{12}$欠乏での舌乳頭萎縮や赤みのあるビーフ様の舌に注意する。

$$BMI = 体重 (kg) / 身長 (m)^2$$

| | |
|---|---|
| < 18.5 | やせすぎ |
| 18.5〜24.9 | 正常 |
| 25.0〜29.9 | 太りすぎ |
| > 30 | 高度肥満 |

### ⓑ 肝疾患の所見

上胸部のくも状血管腫、女性化乳房、手掌紅斑、ばち指は肝硬変でよくみられる所見である。眼球結膜の黄染は黄疸を示唆する。

## ❹視診

腹部に手術痕がないかどうかを調べる。手術後の癒着による腸閉塞は多い。次にベッドサイドで患者の腹部を横から見つめる。臍から下だけが膨隆していれば、高齢男性なら尿閉の可能性が高くなる。女性ならば、妊娠や子宮・卵巣の腫瘍が疑われる[※15]。

## ❺聴診

臥位にして、臍のやや右に手で温めた膜型聴診器を置く。蠕動音の聴取のために、腹部のいくつもの箇所を聴診する必要はない。正しく聴取するためには、腹部に聴診器を2分間、同じ場所に置いておかなければわからない。しかし、忙しい診察室で数分間聴診を続けるのは時間が惜しい。私は片方のイアピースをはずし、患者と話をしながら病歴や症状の追加情報を聴取している。片耳だけイアピースをかけていれば、患者と普通に会話しながら腸蠕動音は聴取できる。麻痺性イレウスでは蠕動音は消失する。閉塞性腸閉塞ではキーンという金属音が聞こえる(ここでは、腸が閉塞している病態を「腸閉塞」とし、腸が詰まっていない状態を「麻痺性イレウス」と呼ぶこととする)。

---

※15 『DeGowin's Diagnostic Examination 9th ed』(LeBlond RF et al. eds), p.473, McGraw-Hill Professional, 2008

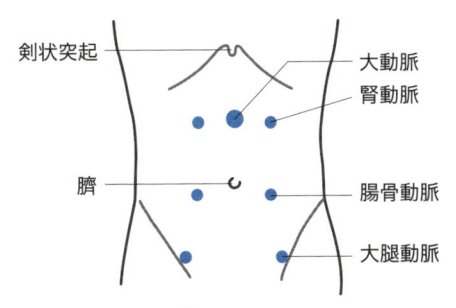

図21 腹部動脈の位置
『Bates' Guide to Physical Examination and History-Taking 10th ed』(Bickley L, Szilagyi PG), p.436, Lippincott Williams & Wilkins, 2008を参考に作成

　膜型聴診器を剣状突起と臍の中間にあて大動脈の血管雑音を、その左右で腎動脈の雑音を調べる（図21）。収縮期と拡張期の両方で血管雑音が聞かれるときは、動脈の部分狭窄が疑われる。

### ❻触診

　診察する手が温かくなっているかを確認する。両膝を立て腹壁をリラックスさせる。**触診時の視線の先は、自分の指先ではなく患者の顔である。痛みによる顔の表情の変化に注意する**。特に認知症のある高齢者は訴えが少ないので、患者の表情の変化を見ることが大切だ。

　触診では最初は片手を軽く腹部に沈め、指先を120°に曲げくるくると円を描くように、全神経を指先に集中させながら、**腹部の浅い所にある臓器を触る**（図22）。腹痛がある場合は、痛みがあ

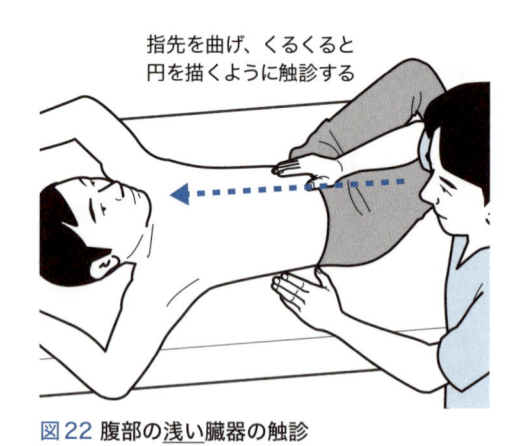

指先を曲げ、くるくると円を描くように触診する

**図22 腹部の浅い臓器の触診**

る部位から最も離れた場所から触るのが基本である。

次に両手の指先を重ね、少し強く力を入れて**深部の臓器を探るように腹部へ差し込むように触診する**（図23）。指先を数秒ごとに90°に曲げながら、なぞるように触診する。このときも患者の表情を注意深く観察する。病歴から大腸がんを疑う場合には、この手技により硬い腫瘤を腹腔内に触れることができる場合がある。

### ■ マーフィー徴候（Murphy's sign）

右季肋部で肋骨下に右手を入れ、深呼吸をさせる。痛みのため呼吸が途中で止まれば陽性である。急性胆嚢炎でみられる所見である。最近では手の代わりに超音波プローブを用い Murphy's sign の診察を行うこともある（sonographic Murphy's sign）。超音波モニターに吸気とともに下降する胆嚢が観察される。

強く力を入れて差し込むように触診する

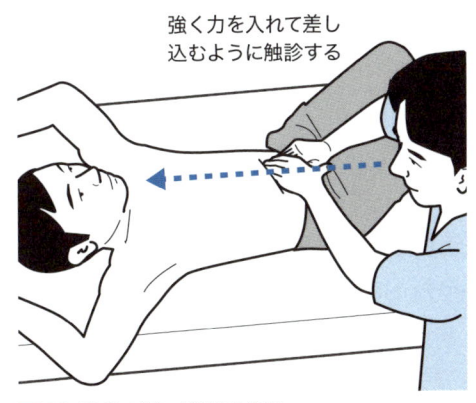

図23 腹部の深い臓器の触診

## ❼打診

### a 腹部の打診

　右季肋部の下部肋骨上に検者の左手掌をあて、右手で握りこぶしを作り左手背を軽く叩いてみる。胆嚢炎があれば周囲に限局性の腹膜炎を生じていることが多いので、振動で患者は痛みを訴えるか顔の表情を変える。教科書にはあまり記載はないが、なかなか有用な診察法である。

### b 背部の打診

　肋骨脊椎角叩打痛（CVA tenderness）や脊椎の叩打痛を調べるときは、付き添い看護師に前方から患者の表情の変化を観察してもらう。肋骨脊椎角叩打痛（CVA tenderness）は腎盂腎炎で陽性となるが、胆嚢炎でも陽性となることがある。脊椎の叩打痛は背部痛を訴える患者に対し、圧迫骨折や化膿性脊椎炎、がんの

骨転移を疑うときに調べる。

### c Tapping pain

疼痛のある腹壁を圧迫したのち、急に圧迫を緩めて疼痛を感じるかどうかをみる、反跳痛（rebound tenderness）と呼ばれる手技が従来行われてきた。陽性なら腹膜炎が疑われる。最近は腹痛部位を指先で軽く叩き（tap）、痛みが響くかどうか確認することが多い。ハリソン内科学にも反跳痛は不必要で残酷な診察と述べられている[16]。わかりきった所見をことさら強調し患者に苦痛を与える、非人道的手技であるらしい。手のひらで少し腹壁を押し、その上からタップしたり、患者に咳をさせるのも有用である。腹膜炎があると反跳痛やtapping painが陽性となる。

### d 肝脾腫のみかた（図24）

患者に大きく深呼吸してもらいながら、下垂してくる肝臓と脾臓の辺縁を触診する。肝臓は肋骨弓に沿って腫大が進む。脾臓は大きくなると臍に向かって腫大してくるイメージである。

鎖骨中線上で肝臓の幅を知る方法がある。打診でもよいのだが、私は聴診器を鎖骨中線の近くに置き、右鎖骨中線上で指をスクラッチしながら、聞こえる音の変化を調べている（図25）。肝臓上ではひときわ大きく音が聞こえる。鎖骨中線上での正常肝の幅は約6〜12 cmである。

---

[16]『Harrison's Principles of Internal Medicine 19th ed』（D.L.Kasper et al. eds), McGraw-Hill Professional, 2015

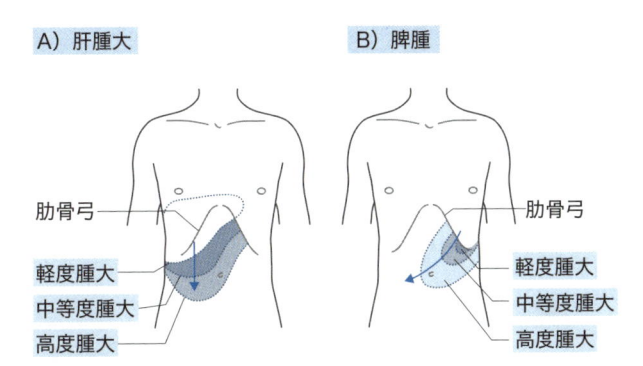

第4章　実践的な診察法を身につけよう

A) 肝腫大　　　B) 脾腫

肋骨弓
軽度腫大
中等度腫大
高度腫大

肋骨弓
軽度腫大
中等度腫大
高度腫大

図24 肝脾腫の拡大パターン
『Macleod's Clinical Examination 12th ed』(Douglas G, et al. eds), p.203, Churchill Livingstone, 2009より引用

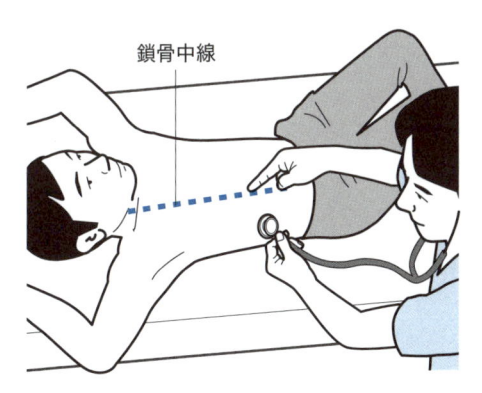

鎖骨中線

図25 肝臓のスクラッチテスト

　脾腫は前腋窩線と最も下方の肋間との交点で、最大吸気時に打診をする（図26）。鼓音ならば脾腫はないと判断する[17]。

---

[17] 『Bates' Guide to Physical Examination and History-Taking 10th ed』(Bickley L, Szilagyi PG), p.444, Lippincott Williams & Wilkins, 2008

前腋窩線

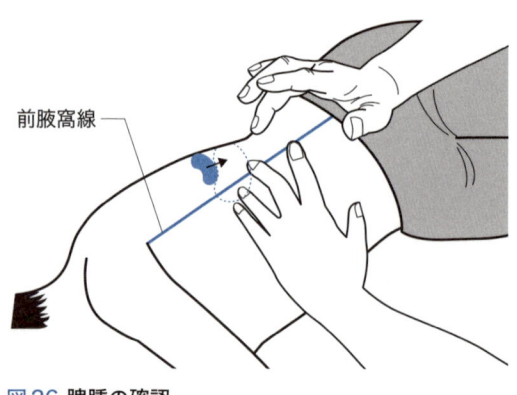

図26 脾腫の確認

### e 腹水の打診法（shifting dullness）

　腹水を疑う場合には、臥位で腹壁を打診し鼓音から濁音（腹水の存在が疑われる）に変わる点をマークする。次に患者を側臥位にさせ腹水を移動させるため最低10秒は待ち、マークした点をもう一度打診する（図27）。濁音から鼓音に変化すれば、腹水が存在し腹水が移動したことを示している。

## ❽直腸診

　消化管出血・直腸がん・虫垂炎・骨盤内腹膜炎・前立腺がんなどを疑ったときは、特に重要である。黒色便や血便の有無、直腸に腫瘤は触れるか、骨盤腹腔内の圧痛（右だけにあれば、虫垂炎の可能性をさらに高める）、子宮牽引痛（骨盤内腹膜炎では子宮頸部を動かすと痛がる）、前立腺の大きさや表面の凹凸と硬さを調べる。

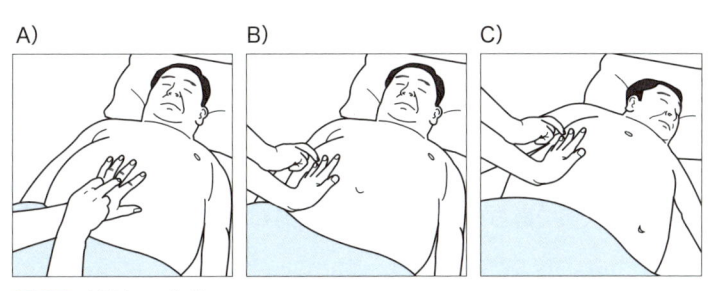

### 図27 shifting dullness
A）B）中心から側腹部に向かって打診し、鼓音から濁音へ変化する場所を確かめる
C）患者を左側臥位にさせ、その場所をもう一度打診する

『Macleod's Clinical Examination 12th ed』(Douglas G, et al. eds), p.204, Churchill Livingstone, 2009を参考に作成

　昔から医師はこの面倒な診察を敬遠しがちであったようである。急性腹症では直腸診を省略してよいのは、こんな2つの場合だけと言われている。「患者に穴がない」とき。「医者に指がない」とき。

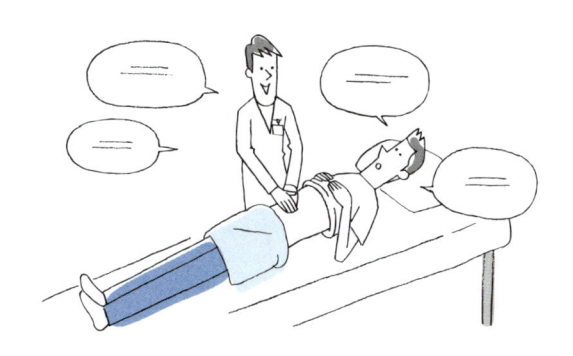

### 疾患ごとの診察ポイント

#### ●急性虫垂炎

　以下に示す典型的な症状が、順番に起こっているかどうかの確認が最も大切である。しかし、非典型例もたくさんある。

> ① 心窩部または臍周囲の痛み
> ② 嘔気/嘔吐または食欲低下
> ③ 右下腹部へ痛みが移動
> ④ 振動で右下腹部が響く
> ⑤ 発熱

　診察では、McBurney点（臍と右上前腸骨棘とを結ぶ線を3等分した外側1/3の点、図28）の圧痛（LR3.4）、Rovsing徴候（左下腹部を押すと右下腹部の痛みが増強：LR2.3）、腸腰筋徴候（左側臥位になり右下肢を後方へ伸展させる：LR2.0）が有用である。

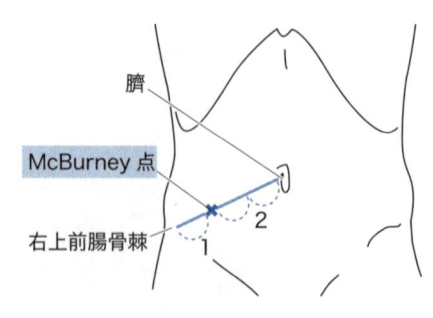

図28 McBurney点

表3 Alvarado score（MANTRELS score）

| 心窩部から右下腹部への痛みの移動 | 1点 |
| --- | --- |
| 食思不振 | 1点 |
| 嘔気/嘔吐 | 1点 |
| 右下腹部の圧痛 | 2点 |
| 反跳痛 | 1点 |
| 37.3℃以上の発熱 | 1点 |
| 白血球数10,000/μL以上 | 2点 |
| 好中球＞75% | 1点 |

4点以下では虫垂炎は否定的

症状と検査データを組み合わせたAlvarado score（MANTRELS score）という方法もある（表3）。10点満点で、4点以下では虫垂炎は否定的とされる。7点以上の場合LRは3.1である。

## E 神経診察[※18]

最も大切なことは、**問診から診察すべき異常な神経学的所見を推定すること**である。バイタルサインに注意し、心拍出量の低下や感染症から神経症状が起こっていないかどうかに注意する。頸部/眼窩での血管雑音聴取は高安病や動脈硬化による頸動脈狭窄、海綿静脈洞部硬膜動静脈瘻を疑うときに有効である。

---

※18 Video Atlas of the Detailed Neurologic Examination,『Harrison's Principles of Internal Medicine 19th ed』(D.L.Kasper et al. eds), 439e, McGraw-Hill Professional, 2015

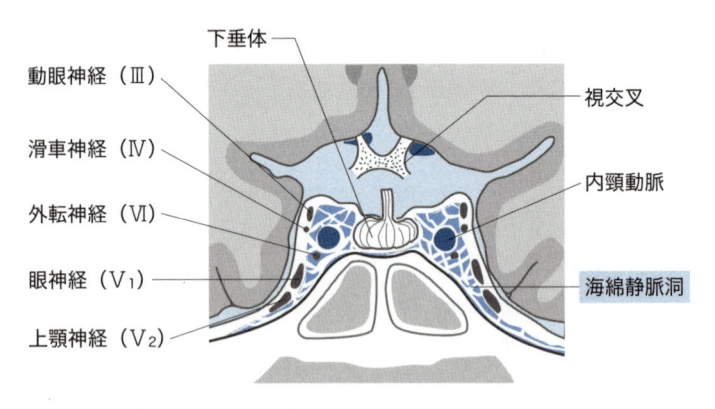

**図29 海綿静脈洞部の冠状断**

ラベル：下垂体、動眼神経（Ⅲ）、滑車神経（Ⅳ）、外転神経（Ⅵ）、眼神経（V₁）、上顎神経（V₂）、視交叉、内頸動脈、海綿静脈洞

　海綿静脈洞部硬膜動静脈瘻の症状は、眼球の充血、眼球突出、複視、視力障害、頭痛である。海綿静脈洞にはⅢ、Ⅳ、Ⅴ、Ⅵの脳神経が走行する（図29）。これらの脳神経に異常を認めたときは海綿静脈洞に疾患が存在する可能性がある。眼底検査は動脈硬化の程度、眼底出血、うっ血乳頭をみるときに役立つ。

## ❶意識レベル

　挨拶や問診中の会話でだいたい推定ができる。長谷川式簡易知能評価スケール（30点満点）は簡便に高次機能を調べるのに適している（p.71参照）。20点以下で認知症の可能性が高くなる。

　脳のどの領域で、どのような高次脳機能障害が起こるのかを覚えておくと、神経診察だけでCTやMRI画像の病変部位を推定することができる（表4）。急性期では画像に病変が写っていないことがある。また、偶発的に検出された病変が現在の神経症状の責

### 表4 高次脳機能障害と病変部位

| 障害の種類 | 病変部位 |
| --- | --- |
| 短期の記憶障害 | 海馬 |
| 失語 | ブローカ（Broca）失語（運動性失語）→優位半球の前頭葉<br>ウェルニッケ（Wernicke）失語（感覚性失語）→優位半球の側頭葉 |
| 失行 | 観念運動失行「敬礼をしてください」ができないなど→優位半球の頭頂葉<br>着衣失行→劣位半球の頭頂葉 |
| 半側空間無視 | 多くは左半分を無視→劣位半球の頭頂葉 |
| 失読失書 | 優位半球の頭頂葉（角回） |

右利きの人の約95％、左利きの人の約50％は左が優位半球である

任病巣か、全く関係のないものかを考えるためにこの知識は重要である。

## ❷脳神経の診察　　movie 8 ▶

機能が似ているものは、まとめて系統的に診察する。脳神系の名称と役割を表5に示す。

### I　嗅覚検査

アルツハイマー病では小刻み歩行や安静時振戦の起こる数年前から嗅覚の低下が起こることがある。コーヒーの粉や石鹸を小さな瓶に入れ、臭いを嗅いで何の臭いかを当ててもらう。

**表5 脳神経と役割**

| 番号 | 名前 | 役割 |
|---|---|---|
| Ⅰ | 嗅神経 | 嗅覚 |
| Ⅱ | 視神経 | 視覚 |
| Ⅲ | 動眼神経 | 眼球運動 |
| Ⅳ | 滑車神経 | 眼球運動 |
| Ⅴ | 三叉神経 | 顔面感覚、咀嚼運動など |
| Ⅵ | 外転神経 | 眼球運動 |
| Ⅶ | 顔面神経 | 顔面の表情、味覚（前2/3）、涙・鼻汁・唾液分泌など |
| Ⅷ | 内耳神経 | 聴覚、平衡感覚 |
| Ⅸ | 舌咽神経 | 咽頭挙上、味覚（後1/3）、唾液分泌 |
| Ⅹ | 迷走神経 | 咽頭・喉頭の運動、胸腹部臓器の内臓感覚や運動・分泌調節 |
| Ⅺ | 副神経 | 肩の挙上、首の回旋 |
| Ⅻ | 舌下神経 | 舌の運動 |

**Ⅱ Ⅲ Ⅳ Ⅵ** 視野、眼球運動、対光反射、輻輳反射、眼瞼下垂

【眼瞼下垂の鑑別診断（表6）】

- **動眼神経麻痺**：動眼神経（Ⅲ）支配である上眼瞼挙筋の麻痺により眼瞼下垂が起こる。病側は散瞳し対光反射が消失する。ICPC（internal carotid–posterior communicating artery、内頸動脈後交通動脈分岐部）に動脈瘤ができるとこのような所見になる。
- **ホルネル（Horner）症候群**：交感神経支配のミュラー筋麻痺

### 表6 眼瞼下垂の鑑別診断

| | 特徴 | 瞳孔 |
|---|---|---|
| 動眼神経麻痺 | 上眼瞼挙筋の障害<br>複視 | 散瞳<br>対光反射なし |
| ホルネル症候群 | ミュラー筋の障害→眼裂狭小<br>顔面発汗低下（病側） | 縮瞳 |
| 重症筋無力症 | 日内変動<br>アイスパック試験陽性 | 異常なし |

による。眼裂狭小と呼ぶ方が正確である。病側の縮瞳、顔面発汗低下が起こる。診察室を暗くすると、正常の瞳孔がやや散瞳するため病側の瞳孔との大きさの違いが観察しやすい。

- **重症筋無力症**：眼瞼下垂や四肢の筋力低下の程度に日内変動がある。瞳孔のサイズは変化がない。アイスパック試験では冷凍したアイスパックをガーゼで包み、眼瞼に3分間押し当てる。眼瞼下垂が改善すれば陽性である（感度80〜92％、特異度25〜100％）[19]。

## Ⅴ Ⅶ 顔面の触覚と痛覚、顔面筋、角膜反射

### 【角膜反射】

角膜反射は求心路が三叉神経（Ⅴ）、遠心路が顔面神経（Ⅶ）である。診察はまず、ティッシュをこより状に細くよじる。視線を外側にずらしてもらい、反対側から角膜（黒目）をそっと触れる

---

[19]『重症筋無力症診療ガイドライン』（日本神経学会／監修），pp.10-17, 南江堂，2014

と両側の目が閉じる。延髄外側（ワレンベルグ）症候群のときに鋭敏に異常所見が出る

## Ⅷ　リンネ（Rinne）試験、ウェーバー（Weber）試験（音叉を用いた聴覚検査）

## Ⅸ Ⅹ Ⅻ　会話で確認、「パタカ」の発音、舌萎縮/線維束性収縮

**【「パタカ」の発音の確認】**
- 「パ行」は最初に唇を閉じてから発音する。顔面神経（Ⅶ）を調べている。
- 「タ行」は舌を上口蓋にあてて発生する。舌下神経（Ⅻ）を調べている。
- 「カ行」は喉の奥を締めつけて発音する。舌咽・迷走神経（Ⅸ・Ⅹ）を調べている。

## Ⅺ　肩の挙上（僧帽筋）、首の回旋（胸鎖乳突筋）

### ❸小脳機能　　　　　　　　　　　　　　　　　　　　movie 9 ▶

指鼻指試験、膝踵試験、手回内/回外試験、指タップ試験、肩ゆすり試験、つぎ足歩行などの検査を行う。

#### a 指鼻指試験

わずかな小脳の機能異常を調べるために、指鼻指試験では患者の指が自分の指に向かってくる途中に、指を移動させ指の動きを観察する。目標に近づくにつれて揺れが大きくなり、測定障害の

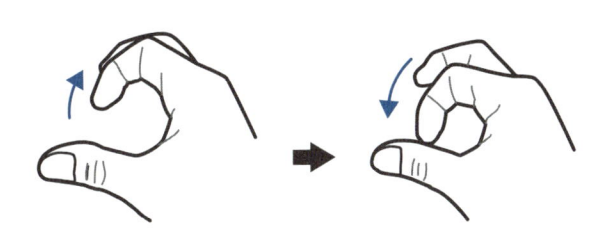

**図30** 指タップ試験

**表7** 指タップ試験による鑑別診断

|  | 特徴 |
| --- | --- |
| 小脳失調 | 不正確な場所をタップする |
| 錐体路障害 | ゆっくりとしかできない |
| パーキンソン病 | 振幅が次第に小さくなる |

ため目標を超えてしまう。

### b 指タップ試験（図30，表7）

　指タップ試験では片方ずつ、第2指を第1指DIP関節上に高い位置からできるだけ早いリズムで打ってもらう。小脳失調があるとバラバラの位置にタップする。錐体路障害を伴う脳梗塞や頸椎症ではタップするスピードが非常にゆっくりとなる。パーキンソン病では振り下ろす指の振幅が次第に小さくなる。

### c 肩ゆすり試験

　立位で両肩を背後から回旋させるようにゆすり、両上肢を体の前後でぶらぶらさせる。検者が手を離すと、正常では1～2回の振

り子運動で上肢の動きは止まる。小脳障害では筋トーヌスが低下しているため、障害側は長い時間大きく上肢の振り子運動が続く。

## ❹歩行の観察　　　　　　　　　　　　　　　　　movie 10 ▶

ぶん回し歩行、はさみ脚歩行、小刻み歩行、舞踏病の歩行、小脳失調性歩行、深部感覚障害性歩行、動揺性歩行、間欠跛行、鶏歩、すり足歩行などがある。

注意深く観察すると、特徴的な歩行の様子で神経障害部位がわかる（表8）。

## ❺運動神経

上肢バレー（Barré）徴候、ミニガッツィーニ（Mingazzini）徴候、徒手筋力検査（manual muscle test：MMT）、筋萎縮、**筋トーヌス**などの診療を行う。

### ■筋トーヌス

筋トーヌス（筋の緊張）が亢進する代表疾患は、パーキンソン病と脳梗塞である。パーキンソン病（錐体外路障害）では歯車現象や鉛管現象を認める。錐体路障害では、勢いよく屈曲（または伸展）させると、途中で急に抵抗が軽くなる（折りたたみナイフ現象）。

## ❻反射

上腕二頭筋反射、上腕三頭筋反射、橈骨反射、膝蓋腱反射、アキレス腱反射、**バビンスキー（Babinski）徴候**（最重要）（図31）などをみる。

表8 歩行の観察

| 歩行の種類 | 特徴 | 神経障害部位・原因疾患 |
|---|---|---|
| ぶん回し歩行 | 痙性麻痺のため伸展した下肢を、半円を描くように外側に回して歩く | 脳血管障害による痙性片麻痺 |
| はさみ脚歩行 | 床からあまり足を上げず内反尖足の歩行 | 脳性麻痺などによる痙性対麻痺 |
| 小刻み歩行 | 前傾姿勢で腕を振らず小刻みに歩く | パーキンソン病、パーキンソン症候群 |
| 舞踏病の歩行 | 不規則で速い無目的な運動を伴う歩行 | 舞踏病 |
| 小脳失調性歩行 | 両下肢を広く開いた（酔っぱらったときのように）全身の同様が特徴の歩行 | 小脳失調 |
| 深部感覚障害性歩行 | 両下肢を広く開き、足元を見ながら踵で床を叩くように歩く。暗がりで歩行障害がひどくなる | ビタミン$B_{12}$欠乏、神経梅毒などによる脊髄後索障害 |
| 動揺性歩行 | 腰と上半身を左右に振りながら歩く | 多発性筋炎やデュシェンヌ（Duchenne）型筋ジストロフィによる腰帯筋の筋力低下 |
| 間欠跛行 | しばらく歩行すると下肢に痛みやしびれが生じ、少し休むと再び歩けるようになる | 閉塞性動脈硬化症、腰部脊柱管狭窄症 |
| 鶏歩 | 足を高く上げ、足の先端から床につけるように歩く | 末梢神経麻痺などによる下垂足 |
| すり足歩行 | 両下肢を少し開き、地面から足を離さず、すり足で歩く | 正常圧水頭症、脳血管性パーキンソニズム |

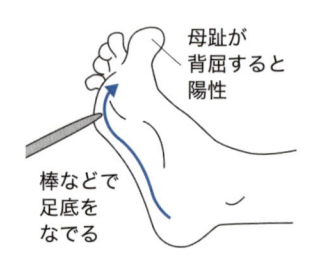

図31 バビンスキー（Babinski）徴候

母趾が背屈すると陽性
棒などで足底をなでる

　腱反射の亢進は上位運動ニューロンの障害（錐体路障害）を示す。減弱や消失は感覚神経、下位運動ニューロン、神経筋接合部、筋のいずれかの部位の異常が原因である。Babinski徴候は上位運動ニューロン障害を意味する。したがって反射は神経疾患の局在診断に有用である。

■ 膝蓋腱反射増強法
　両手を組んで左右に引かせると同時に膝蓋腱を叩くと膝蓋腱反射が増強する（イェンドラシック法）。

　アキレス腱反射はベッドで膝立ちになってもらい、両足をベッドサイドから出した状態で施行するとわかりやすい。反射が減弱しているときは、筋に手を当てておくと腱反射による筋収縮がわかることがある。
　正確に腱反射が出せるように訓練が必要である。そうでないと、ギラン・バレー（Guillain-Barré）症候群の診察時に、末梢神経障害により腱反射が出ないのか、自分の技術不足で出ないのかの区別が難しくなる。

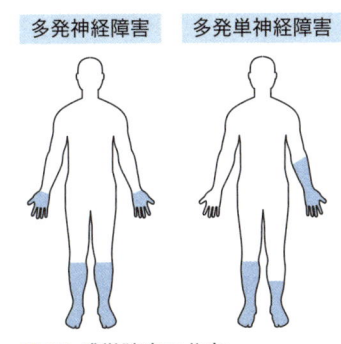

図32 感覚障害の分布

## ❼感覚障害

神経疾患の局在診断や原因となる鑑別診断に大変有用である。

①急性の経過か慢性経過か、②末梢優位で「手袋靴下型」の多発神経炎か、「いろいろな神経がさまざまなタイミングで侵される」多発性単神経炎かの区別は重要である（図32）。

多発神経炎で多い原因疾患は糖尿病、アルコール、薬剤、ギラン・バレー症候群である。多発性単神経炎で多い原因疾患は、血管炎、全身性エリテマトーデス（systemic lupus eryhtematosus：SLE）、関節リウマチ、糖尿病である。

- **触覚**：あまり行わない（いろいろな神経経路により伝達されるため）。
- **温痛覚**：つまようじとアイスキューブを用いる。
  温痛覚が障害されている**脊髄障害レベル**をチェックすることはきわめて重要である。障害レベルより下方の脊髄には異常がな

いことを示している。障害レベルより上はどこで障害されていてもよい。

・振動覚/位置覚：音叉による診察、足指の動き、ロンベルク（Romberg）試験

振動覚を調べるには、アルミ製C128音叉に振動を与えて、足の外果にあてる。振動が感じられなくなったときにコールしてもらう。10秒以上は正常である。5秒以下ならば高度に障害されている。

位置覚を調べるには、親指と人差し指で両側から母趾をつかみ上または下に動かす。患者に閉眼させ、どちらの方向に動いたのかを答えてもらう。

・Romberg試験：つま先をそろえ開眼で立位姿勢をとった後に閉眼させる。体の動揺があれば陽性である。後索障害を示す。

すべて異常がなければ、皮膚書字覚（閉眼した状態で皮膚に文字や数字を書き、書かれたものを答えてもらう）や立体認知（手に鍵やコインを握らせ、それが何かを答えてもらう）をチェックする。

## ◇さいごに

身体所見は合わせ技ではないかと思っている。すなわち、ある陽性所見が取れれば診断は決まりというのではなく、患者の語る背景のなかで、「この所見とあの所見があるので、診断は大いにこれに近づくよね」という感じである。

第 5 章

# さあ、診断推論を
# してみよう

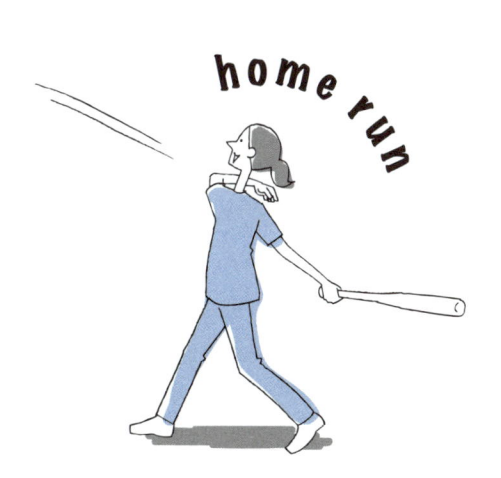

# 1 診断の具体的手順とプロブレムリスト

　診断を行うためには、まず問診から得られた症状をもとに可能性が高い疾患を絞り込む。次に診断に重要と思われる部位を中心に身体所見をとる。問診と身体所見から、鑑別診断の上位に挙がる疾患を2～3個想定し、確定診断に必要な検査をオーダーする。検査結果が診断や治療に影響を及ぼすものでなければ、検査を行う意義は乏しい。

　その後、**症状と身体所見、検査所見からプロブレムリストを作成する。重要なプロブレムの順に並べることが大切**である。細かいプロブレムをすべて拾い上げるのではなく、鑑別診断に大切と思われるものに絞って提示する。佐田竜一先生（亀田総合病院）はプロブレムに重み付けをし、「発熱＋皮疹」のようにプロブレムを意識的に組み合わせることで、鑑別診断を絞り込みやすくしているという。

　作成したプロブレムリストから、できるだけ一元的に多くのプロブレムを説明できる疾患を探していく。確定診断のためにさらに追加すべき検査があれば、それを行う。

# 2 診断手法のバリエーション

　臨床能力の高い医師は鑑別診断の絞り込みが見事である。鑑別診断にたどり着く道筋はさまざまのようだ。次に述べる方法を症

第5章 さあ、診断推論をしてみよう

例ごとに使い分けたり、組み合わせたりしているように思われる。

### ❶ Snap Diagnosis（一発診断）

症状や身体所見（または検査所見）から、即座に診断がつくことがある。早く診断ができ、無駄な検査もなくなる。意識して鍛えると強力な武器となる。例えば、発熱患者の眼瞼結膜に点状出血をみつければ、感染性心内膜炎だなと一発で診断ができる。同僚にも尊敬されてカッコイイ。しかし、思い込みで間違った診断をする危険もある。

### ❷ 仮説演繹法

野口善令先生（名古屋第二赤十字病院）は診断推論を、「見出しにclinical problemが書かれたカードを引くようなものである」と形容されている。カードには、そのプロブレムに出会ったときに必要な鑑別すべき疾患が書かれている。例えば、「急性下痢」というclinical problemのカードには、虚血性腸炎、細菌性下痢、ウイルス性下痢などが鑑別すべき疾患として載っている[※1]。

さらに、must be ruled out（critical）なものと、commonなものに区別して鑑別診断をあげ、most likelyな診断を考えるようトレーニングすることを勧めている。

私も同じような思考をしている。鑑別診断が少ない「キーワー

---

※1「誰も教えてくれなかった診断学」（野口善令, 福原俊一/著), p.15, 医学書院, 2008

ド (clinical problem)」から鑑別診断を展開していく。「キーワード」から連想される鑑別診断が少ないほど、疾患の絞り込みに役立つ。例えば、「1分以内に最高に達する突然の頭痛 (thunder-clap headache)」というキーワードからは、くも膜下出血、内頸/椎骨脳底動脈解離、下垂体卒中、脳静脈洞血栓症、可逆性脳血管攣縮症候群を考える。1つの症例でいくつかの「キーワード」を組み合わせて、鑑別診断をさらに絞り込むこともできる。重要なキーワードとその鑑別診断は、Evernoteというアプリに保存して、いつでも復習できるようにしている〔第2章 (p.49) も参照〕。

### ❸ 徹底的検討法

VINDICATE!!! ＋Pという臓器別、系統別に可能性がある診断をもれなく挙げて検討する方法もある（表1）。確実な診断法であ

#### 表1 VINDICATE!!! ＋P

| | |
|---|---|
| V | Vascular（血管系） |
| I | Infection（感染症） |
| N | Neoplasm（良性・悪性新生物） |
| D | Degenerative（変性疾患） |
| I | Intoxication（薬物・毒物中毒） |
| C | Congenital（先天性） |
| A | Auto-immune（自己免疫・膠原病） |
| T | Trauma（外傷） |
| E | Endocrinopathy（内分泌系） |
| ! | !atrogenic（医原性） |
| ! | !diopathic（特発性） |
| ! | !nheritance（遺伝性） |
| P | Psychogenic（精神・心因性） |

「誰も教えてくれなかった診断学」（野口善令，福原俊一/著），p.186，医学書院，2008より引用

る。生坂政臣先生（千葉大学医学部）やローレンス・ティアニー先生（カルフォルニア大学サンフランス校）がよく紹介されている。診断が全くわからないときには有効である。しかし、膨大な医学知識と時間がかかるのが難点だ。

### ❹ pivot and cluster strategy

志水太郎先生（獨協医科大学）が紹介している診断戦略である。直感的診断を軸（pivot）の診断とし、その病気に近い鑑別診断群（cluster）を挙げるようにする[※2]。

徳田安春先生（JCHO本部）も、プロブレムリストから可能性が高い疾患を推定し、さらにそれと同じような症状を起こす疾患を考えていくそうだ。例えば、「SLEかな」と考えれば、次に「SLEのような症状を起こす別の病気だとすれば何だろう」と思考するそうだ。

### ❺ ゲシュタルト

臨床経験を積むと、「それぞれの疾患の臨床像」が何となくできあがってくる。ゲシュタルトとも呼ばれる。言葉での説明が難しい第六感も診断に役立っている可能性がある。このことは岩田健太郎先生（神戸大学医学部）が編集された、「診断のゲシュタルトとデギュスタシオン」[※3]に詳しい。

---

[※2]「診断戦略〜診断力向上のためのアートとサイエンス」（志水太郎/著), p.59, 医学書院, 2014
[※3]「診断のゲシュタルトとデギュスタシオン」（岩田健太郎/編), 金芳堂, 2013

### ❻ インターネット検索

最近はgoogle scholarという便利な検索手段もある。いくつかのキーワード（clinical problem）を英語または日本語で入力し検索をかけると、それらのキーワードが入った論文または症例報告が引用頻度順に表示される。どのような疾患でこれらのclinical problemを起こすのかが明らかになる。PubMedで検索する人もいる。

佐藤泰吾先生（諏訪中央病院）はプロブレムリストを立てないという。言語化は難しいが、人間全体の観察や全体の雰囲気から診断を絞り込んでいくようである。したがって、患者さんがマスクをつけて診察室に入ってくると診断能力が一気に下がるというのだ。

要するに、診断にはいろいろな思考プロセスがあるようだ。これらを状況によって使い分けながら、診断の達人たちは診断推論していくようである。

# 3 症例プレゼンテーションはこう進めよう

指導医への相談や症例検討会の発表では症例の簡潔なプレゼンテーションが求められる。この発表をいかに上手くまとめるかが、医学生や研修医の臨床能力を示すと言っても過言ではない。症例プレゼンテーションには決まった順番がある（表2）。この順序を守ることがきわめて大切である。この順番で話されないと多くの

### 表2 症例プレゼンテーションの順序

| | | |
|---|---|---|
| ①年齢と性別 | ④既往歴 | ⑦社会歴 |
| ②主訴 | ⑤アレルギーの有無 | ⑧家族歴 |
| ③プロファイル | ⑥薬剤歴 | ⑨ROS（review of systems） |

指導医は混乱してしまう。忙しい救急室内か、あるいはケースカンファレンスでの発表かなど、発表する場所と状況によりプレゼンテーションの時間は2分であったり、5分であったりする。

　最初に述べるのは①年齢と性別である。次に②主訴、どのような症状を訴え来院したかを述べる。年齢・性別・主訴だけでかなり疾患は限られてくる。次に③プロファイルという、どのような背景をももつ患者であるのかを一言で述べることがある。

　④既往歴では過去に罹患した病気を述べる。⑤アレルギーの有無、⑥薬剤歴も大切だ。薬剤が原因の疾患は非常に多い。5種類以上の薬を内服すると薬剤相互作用（drug-drug interaction）のため、体内で何が起こっているのか想像が難しくなる。高齢者で5種類以上の薬を内服している患者はたくさんいる。このような患者をpolypharmacy（ポリファーマシー）と呼ぶ。⑦社会歴ではタバコやアルコール摂取量、仕事の内容、海外渡航歴、誰と住んでいるか、性交歴（必要なら）を述べる。⑧家族歴は虚血性心疾患、乳がん、大腸がんなどを疑うときに重要となる。最後に⑨ROS（review of systems）で陽性の症状や陰性の症状について言及する。ベッドサイドで表3のようなチェックリストを用

## 表3 Review of Systems（ROS）

| 当てはまるものに〇をつける | |
|---|---|
| 一般 | 体重変化（＿＿ヵ月で＿＿kg増/減）・食欲不振・全身倦怠感・寝汗（下着を替えるほど寝ていて汗をかく）・発熱・発熱前に体がガタガタ震えた・便通（＿回/＿日，整・不整）・排尿（日中＿＿回，夜間＿＿回）・不眠（なかなか寝つけない，夜間に目が覚める，朝早く目が覚める）・海外渡航歴（どこへ＿＿＿＿＿＿＿＿，いつ＿＿＿＿＿＿＿） |
| 皮膚 | 湿疹・痛み・かゆみ・色調の変化・腫瘤・爪の変形・脱毛・太陽にあたると皮膚が赤くなる・黄疸・皮下出血・出血傾向 |
| 頭部 | 外傷・めまい・失神・頭痛 |
| 眼 | 視力低下・眼鏡/コンタクトレンズ・物が二重に見える・視界が暗い・流涙・痛み・白内障・緑内障・目の乾燥・赤い目 |
| 耳鼻咽頭 | 聴力低下・耳鳴り・鼻水・鼻閉・鼻血・歯肉出血・口の渇き・入れ歯・う歯（虫歯）・舌の疼痛・のどの痛み・嗄声・嚥下障害 |
| 乳房 | 腫瘤・痛み・腫脹・乳頭からの分泌 |
| 胸部 | 胸痛・圧迫感・呼吸困難・寝て1〜2時間すると呼吸が苦しくなって目が覚める・座っていないと息苦しくて寝ることができない・ヒューヒューと音がする・咳・痰の色（＿＿＿＿）・血痰 |
| 消化管 | 嚥下困難・心窩部痛・げっぷや胸やけ・吐き気・嘔吐・吐血・腹痛・鼓腸・便秘・下痢・異常便（黒色・異臭）・血便・痔・特殊な食物の摂取 |
| 四肢 | 浮腫・チアノーゼ・関節痛・関節腫脹・朝の手のこわばり・感覚障害・ばち指・レイノー現象・少し歩くとふくらはぎが痛くなる |

川島篤志：プレゼンテーションのフォーマット．medicina, 43：1226, 2006を参考に作成

いる。これは患者が訴えない症状を見落としがないように全身臓器にわたりチェックするものである。

身体所見の提示では**バイタルサインが最も大切**である。意識、頭頸部、胸部、腹部、四肢、神経学的所見という順番で提示されるのが普通である。最後に問題点を挙げ、可能性の高い鑑別診断に言及する。

# 4 状況別のプレゼンのポイント

救急室で働く研修医から上級医への電話は最も短いプレゼンテーションである。**結論から先に述べなければならない。**「心筋梗塞のコンサルトです。73歳男性が胸痛のため救急室を受診しました。心電図でST上昇を認めます」だけで十分である。

3分間プレゼンテーションは、日々の症例検討や上級医との回診時に最もよく行われるものである。以下に例を示そう。

「62歳女性。発熱と咳を主訴に来院しました。生来元気な方です。1週間前から咳が出現し、次第に痰の色が黄色になりました。入院前日から38℃を超える発熱が出現し救急室を受診されました。

既往歴に2型糖尿病と高血圧があり、自宅近くの診療所に定期受診しビグアナイド薬とカルシウム拮抗薬を内服しています。アレルギーはありません。初診時のバイタルサインは発熱38.2℃、呼吸回数22回/分、酸素飽和度86％（室内気）以外に異常はありません。心音とJVD（jugular venous distention, 頸静脈怒張）

に異常を認めません。右下肺でcrackleが聞かれます。

　白血球数は12,500/μL、CRP 12 mg/dLです。腎機能はクレアチニン1.2 mg/dLと悪化を認めます。胸部X線写真では、右下肺に透過性の低下とair brochogramを認めます。グラム染色ではグラム陽性双球菌と白血球貪食像を認めました。心電図は正常です。

　肺炎球菌性肺炎を診断され、入院。セフトリアキソン2 g/日を投与中です。第3病日から解熱を認め、酸素投与量を入院時の6Lマスクから2L経鼻に減少させています」

　この際には**鑑別診断に重要な陽性所見と陰性所見を要領よくまとめなければならない**。プレゼンの順番（年齢、性別、主訴、現病歴、既往歴、バイタルサイン、身体所見）を間違えると、聞いている上級医は混乱する。バイタルサインや検査値を含め、多くの数値は暗記すべきである。担当の患者については、いつでも滑らかにプレゼンができるよう繰り返し練習が必要である。

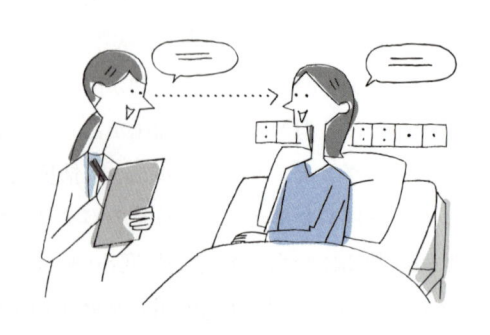

「要約すると、生来健康な62歳女性が発熱と咳を主訴に来院し、肺炎球菌性肺炎と診断され入院となりました。既往歴に糖尿病と高血圧があります。セフトリアキソンを投与し、全身状態の改善を認めます」と最後に要約を付け加えるとかっこいい。プレゼン能力は医学生や初期研修医の大切な臨床能力の1つである。

# 5 症例でみる診断推論の進め方

　私は診断に重要なキーワードを、患者さんの話の中から探すようにしている。では、次の症例で具体的な診断推論の方法を考えてみよう。

---

### 症例 1

#### 71歳男性

**主訴**　失神

**プロファイル**
基礎疾患がなく完全自立している元気な高齢男性

**現病歴**
　今朝は調子が良かった。18時頃、ビール1,000 mLを飲みながら夕食を食べた。遊びに来ていた孫とゲームで少し遊んだ後、食卓から立ち上がり5歩くらい歩いたところ、突然意識消失発作を起こした。
　倒れる音にビックリして、すぐに家族が駆けつけた。約1分で意識は清明になった。倒れる前にフワッとする感じがして、少し気持ちが悪かった。家人によれば痙攣はない。

**既往歴**
・子供の頃、貧血で倒れたことあり
・電話をかけていて、失神を起こしたことが1年前にもある

**薬剤歴**　なし

**アレルギー**　なし

**生活歴**　タバコ：14年前に禁煙
　　　　　酒：ビール350 mL＋焼酎1杯/日

**家族歴**　特記すべきことなし

　基礎疾患が何もない元気な高齢者に起こった意識消失発作である。意識が戻るまでの時間が5分以内なので、失神と考えてよさそうだ。「**失神**」は鑑別診断を考えるために有効なキーワードである。よくある原因疾患として、迷走神経反射、起立性低血圧、心原性失神（不整脈や大動脈弁狭窄症）がある。このなかで**心原性失神**は予後が悪いので注意が必要である。血圧低下、脈の不整や心雑音に注意したい。迷走神経反射が起こりやすいのは若者である。痛みや長時間の起立が誘因となる。しかし、神経調節性失神として迷走神経反射とよく似た機序で起こる失神に、**状況失神**がある。咳・くしゃみ・嚥下・排尿・排便などが誘因となる。

　この患者では立ち上がってすぐに失神を起こしている。この病歴は起立性低血圧によくみられる症状である。飲酒で末梢血管が拡張したことも起立時の低血圧を起こしやすくした可能性があ

る。食事を食べたあとの低血圧は高齢者ではよくみられる。消化管に血液が集まることとインスリンや消化管ホルモンの分泌により血管拡張が起こるためと考えられている。次に身体所見をみてみよう。

### 身体所見

意識　清明

体温　35.3℃　　血圧　126/63mmHg　　心拍数　91回/分

呼吸数　28回/分　SpO₂ 98％（室内気）

眼瞼結膜：貧血（−）　黄染（−）

頸部：甲状腺腫大/圧痛（−）　項部硬直（−）
　　　頸部リンパ節触知（−）　頸動脈雑音（−）

扁桃：腫脹（−）　発赤（−）

肺野：呼吸音　清

心音：雑音（−）整

腹部：平坦/軟　圧痛（−）　肝脾腫（−）　腫瘤（−）

四肢：浮腫（−）　チアノーゼ（−）　ばち指（−）　皮疹（−）

どんな検査が必要だろうか。起立性低血圧を起こしやすい脱水や貧血はあるだろうか。BUN/Cr比、Hb値が気になる。

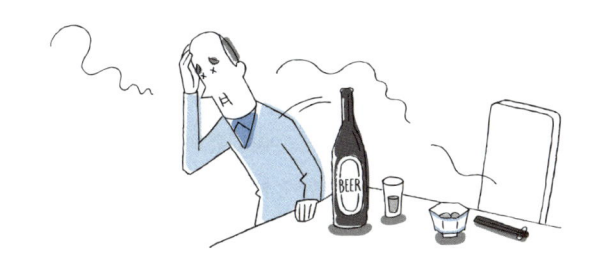

## 検査所見

〈血算〉

| | |
|---|---|
| <u>WBC</u> | <u>13,700 /μL</u> |
| Hb | 13.9 g/dL |
| Ht | 40.4 % |
| Plt | 16.4 万/μL |

＊下線は異常値

〈血液生化学〉

| | |
|---|---|
| TP | 7.3 g/dL |
| Alb | 3.9 g/dL |
| T.bil | 0.4 mg/dL |
| AST | 22 IU/L |
| ALT | 16 IU/L |
| Amy | 199 mg/dL |
| BUN | 20.0 mg/dL |
| Cr | 0.87 mg/dL |
| Glu | 125 mg/dL |

| | |
|---|---|
| Na | 138 mEq/L |
| K | 3.4 mEq/L |
| Cl | 101 mEq/L |
| CRP | < 0.3 mg/dL |

〈心電図〉

異常なし

WBC（白血球数），Hb（血色素量（ヘモグロビン）），Ht（ヘマトクリット），Plt（血小板数），TP（総蛋白），Alb（アルブミン），T.bil（総ビリルビン），AST（アスパラギン酸アミノトランスフェラーゼ），ALT（アラニンアミノトランスフェラーゼ），Amy（アミラーゼ），BUN（尿素窒素），Cr（クレアチニン），Glu（血糖），Na（血清ナトリウム），K（血清カリウム），Cl（血清クロール），CRP（C反応性タンパク）

鑑別診断を考えるにあたって、この患者で重要なプロブレムを抽出しプロブレムリストを作成してみよう。

## プロブレムリスト

# 失神

● 追加で必要な検査は？

病歴からは起立性低血圧が強く疑われるので、臥位と立位1分後、3分後の血圧と心拍数を計測する（起立試験）。

起立性低血圧の定義は、①立位3分以内に収縮期血圧が

20 mmHg以上低下する、②拡張期血圧が10 mmHg以上低下する、または ③めまいなどの症状の出現である。

| 臥位 | 血圧：111/52mmHg　心拍数：97回/分 |
|---|---|
| 立位 | 1分後から「気持ちが悪い」と訴えあり<br>血圧：64/52mmHg　心拍数：63回/分<br>血圧が大きく下降したため、この時点で起立試験を中断した。 |

循環血液量の減少が考えられたので生理食塩水の点滴を全開にして、すぐに臥位になってもらうと、収縮期血圧は110 mmHg台に回復し嘔気は消失した。立位では下肢に500〜1,000 mLの血液が貯留する。

以上から、この症例は起立性低血圧と診断できる。起立性低血圧の頻度は65歳以上では20％といわれるが、症状があるのは2％だけである。代表的な症状はめまい・ふらつき・失神・倦怠感・嘔気・頭痛・認知力低下だ。

体内で血圧の変化を感受する圧受容器が血圧低下を感知すると、迷走神経の働きを弱め交感神経を刺激する。この反応は循環血液量の20％を失う出血でも起こる。食後低血圧、薬剤性（利尿薬、降圧薬、抗うつ薬）、アルコール、脱水、副腎不全が原因のこともある。血圧の低下時には心拍出量を維持するために、心拍数は上昇するのが正常な反応である。心拍数の上昇を認めないときは、自律神経障害が合併していることを示唆する。

鑑別診断として糖尿病、パーキンソン症候群、アミロイドーシ

ス、シェーグレン症候群が重要である。

　消化管出血の検索のため、直腸診を行った。茶色便の付着を認めた。血液検査でも貧血は認められない。
　心原性失神の除外のため次の検査を行った。

| 12誘導心電図 | Ⅰ度AVブロック<br>ST-T変化（−） |
|---|---|
| 心電図モニター | 不整脈（−） |
| 心エコー | 左心収縮力は良好<br>壁運動異常（−）<br>左室肥大（−）　大動脈弁狭窄（−） |

心原性失神を示唆する所見は認められなかった。


● 最終診断

起立性低血圧

起立性低血圧患者に対しては、次のアドバイスを行う。
　① 症状がでたらすぐに座る
　② 水分をしっかり摂る、塩分を少し摂る
　③ ゆっくり立ち上がる
　④ 食事は一度にたくさん食べない
　⑤ 頭部を10〜20度挙上して眠る

## 症例 2

### 38歳女性

主訴　全身の痛み、嘔吐

プロファイル
　いつもは元気な2児の母

現病歴
　季節は冬（1月）。4日前から39℃台の発熱、食欲低下、下痢、嘔吐あり。3日前に近くの診療所を受診。インフルエンザ抗原検査は陰性だった。点滴を受けた。非ステロイド性抗炎症薬（NSAIDs）と嘔気止めを処方された。
　昨日も症状が軽快しなかったため、診療所を再び受診した。点滴のみ施行された。下痢（水様性、1日5～6回）、嘔吐が続いている。今日は倦怠感が強く、我慢できなくなり総合病院の救急室を受診した。

既往歴
　EBウイルス感染症（7年前）
　　→肝炎にて1年間通院したが、自己中断している

薬剤歴　定期内服薬なし

アレルギー　なし

生活歴　タバコ：吸わない
　　　　酒：機会飲酒
　　　　家族：夫、2人の子供（10歳、12歳の娘）と同居
　　　　旅行：海外旅行や温泉には最近行っていない
　　　　病人との接触：なし
　　　　周りに同じような症状の人はいない

家族歴　特になし

4日前から急性に起こった発熱、水様性下痢、嘔気/嘔吐である。**急に起こった発熱を伴う消化器症状なので感染症が第一に疑われる。**消化器症状を伴う発熱なので、輸入感染症が疑われるが、海外渡航歴はない。レジオネラ感染症では消化器症状をよく伴う。温泉や空調冷却水から出るミストの吸入が原因となる。

### 身体所見

意識　清明

体温　36.9℃　　血圧　96/55mmHg　　心拍数　63回/分

呼吸数　20回/分

眼瞼結膜：貧血（−）　黄染（−）

頸部：甲状腺腫大/圧痛（−）　頸部リンパ節触知（−）

扁桃：腫脹（−）　発赤（−）

肺野：呼吸音　清

心音：雑音（−）整

腹部：平坦/軟　圧痛（−）　肝脾腫（−）　腫瘤（−）

四肢：浮腫（−）　チアノーゼ（−）　ばち指（−）

皮膚：体幹と四肢に淡い紅斑（＋）

　バイタルサインは呼吸数が上昇している以外は異常がない。全身の淡い紅斑が認められる。感染症に対する全身反応だろうか。
　検査で確認すべきことは何だろうか。感染症を想定しているので炎症反応（白血球数、CRP）が気になる。肝機能障害、腎機能障害もあるのだろうか。

## 検査所見

### 〈血算〉

| | |
|---|---|
| WBC | 18,300 /μL |
| Hb | 8.8 g/dL |
| Ht | 27.6 % |
| MCV | 65 fL |
| MCHC | 31.9 % |
| Plt | 5.2 万/μL |

### 〈血液生化学〉

| | |
|---|---|
| CRP | 41.1 mg/dL |
| TP | 6.1 g/dL |
| Alb | 2.9 g/dL |
| T.bil | 4.8 mg/dL |
| D.bil | 3.6 mg/dL |
| AST | 57 IU/L |
| ALT | 48 IU/L |
| CK | 425 IU/L |
| BUN | 88.9 mg/dL |
| Cr | 5.1 mg/dL |
| Glu | 114 mg/dL |
| 尿酸 | 12.1 mg/dL |
| Na | 132 mEq/L |
| K | 3.7 mEq/L |
| Cl | 93 mEq/L |

＊下線は異常値

### 〈尿〉

| | |
|---|---|
| 蛋白 | (2+) |
| 糖 | (−) |
| 潜血 | (3+) |

### 〈尿沈渣〉

| | |
|---|---|
| 赤血球 | 2〜4/F |
| 白血球 | 30〜40/F |
| 硝子円柱 | 3/全視野 |
| 顆粒円柱 | 5/全視野 |
| ロウ様円柱 | 2/全視野 |

MCV（平均赤血球容積），MCHC（平均赤血球ヘモグロビン濃度），D.bil（直接ビリルビン），CK（クレアチンキナーゼ）

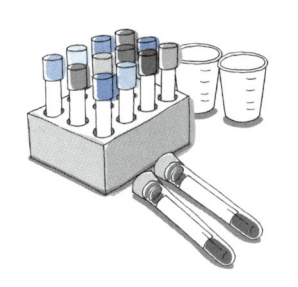

血液検査データには、いくつかの大きな異常を認める。クレアチニン（Cr）5.1 mg/dLはかなり腎機能が悪化していることを意味する。今までに腎機能障害を指摘されていないので、急速に起こった腎障害なのであろう。尿沈渣での顆粒円柱やロウ様円柱の出現は腎実質に障害があることを示唆している。

炎症反応（白血球数、CRP）が高く、小球性貧血（MCVとHbの低下）と血小板減少もある。肝機能障害（D.bilの上昇）も認められる。全身の臓器に機能不全を起こすような疾患が考えられる。

ここでプロブレムをまとめてみよう。

### プロブレムリスト

\# 急性腎不全
\# 小球性貧血
\# 炎症反応高値
\# 血小板減少
\# 直接ビリルビン上昇
\# 水様性下痢＋嘔吐

翌朝、収縮期血圧は70mmHg台へ下降した。

● 追加で必要な検査は？

急性発症の発熱、全身臓器障害、血圧低下は敗血症性ショックを疑う。突然の高熱、低血圧、水様性下痢、嘔吐、全身の紅斑ではトキシックショック症候群（toxic shock syndrome：TSS）の

可能性を挙げる。TSSの起炎菌は黄色ブドウ球菌やA群レンサ球菌が想定される。菌の産生するスーパー抗原が多くのT細胞を一度に活性化し、大量のサイトカインが産生されるため、全身の臓器にさまざまな症状を引き起こす。黄色ブドウ球菌によるTSSの死亡率は5％以下だが、レンサ球菌によるTSSは死亡率が30〜60％と高い。

　黄色ブドウ球菌の侵入経路は皮膚や女性の場合は膣粘膜である。皮膚に明らかな創傷はない。詳しく聞くと、3カ月前から臭いのする帯下の増加を自覚していた。2カ月前に産婦人科を受診し、異常はないと言われた。タンポンの長時間使用により黄色ブドウ球菌が増殖しTSSを起こすことが知られている。この症例ではタンポンの使用歴はない。
　数日後に明らかになった培養結果である。

| 尿培養 | MRSA（＋） |
| --- | --- |
| 膣分泌液培養 | MRSA（＋） |
| 血液培養 | 陰性×2セット |

　黄色ブドウ球菌によるTSSでの血液培養陽性率は5％くらいである。十分な補液と抗菌薬（バンコマイシン＋クリンダマイシン）の投与で全身状態は改善した。第13病日に左手指尖部が落屑してきた（図1）。ブドウ球菌やレンサ球菌感染症に特徴的な所見である。

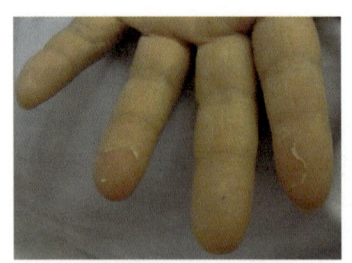

**図1 13病日目の手指の写真**
左手指尖部に落屑を認める

　血液検査でTSST-1（toxic shock syndrome toxin-1）が陽性となった。TSST-1は黄色ブドウ球菌が産生する外毒素である。

● 最終診断

　黄色ブドウ球菌によるトキシックショック症候群（TSS）

　TSSの症状には、突然の高熱・低血圧・嘔吐・下痢・紅斑・筋肉痛・頭痛がある。

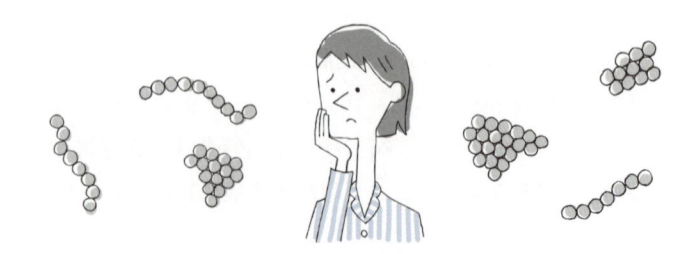

- Snap Diagnosis

  突然の高熱＋全身紅斑＋下痢＋嘔吐＋血圧低下

  ➡ TSSの可能性を考えよう

---

## 症例 3

### 68歳女性

**主訴**　右の胸痛と呼吸苦

**プロファイル**
　慢性閉塞性肺疾患（chronic obstructive lung disease：COPD）による呼吸不全のために、近くの診療所にかかっている。

**現病歴**
　7日前、左手の指先と左の唇がしびれたが、数分で良くなった。MRI（MRA）検査を受けたが異常はなかった。2日前、右の背部に違和感があった。昨日の夕方から右胸痛と右背部痛が出現してきた。本日、外出時に痛みが増悪したため来院した。

**既往歴**　慢性閉塞性肺疾患（COPD）

**薬剤歴**　なし

**生活歴**　たばこ：45歳まで30本/日を毎日
　　　　　アルコール：飲まない
　　　　　家族：夫と2人暮らし
　　　　　仕事：なし

前日から胸痛が続いている。したがって、この**胸痛**というキーワードから疾患を展開していく。胸痛患者をみたら5つの致死的な病気（5 killer chest pain）をまず思い浮かべよというのが、救急室での鉄則である。この5つの疾患は、**心筋梗塞、肺塞栓症、大動脈解離、緊張性気胸、食道破裂**である。この5つはもう覚えるしかない。良き臨床医になるには最低限の知識の暗記は必要である。

　次に発症形式をさらに細かく分類し、痛みのOPQRST（p.44）に沿って問診を取り直してみるとこのようになる。

　7日前、突然左の指と左の唇がしびれた。数分で改善。2日前、右背部に違和感があった。昨夕から徐々に右の胸痛と右の背部痛が出現した。痛みのスケール（numeric rating scale：NRS）では、最大の痛みを10とすると3くらいである。体動時と深呼吸時に痛みは増悪し、この痛みは痛みのスケール（NRS）では10分の8であった。動くと、息切れがする。本日、外出時に痛みは10分の8にひどくなり、動くと痛みは悪化した。安静時には楽になった。

　さらにROS（review of systems）でほかにどのような異常があるのかをチェックリスト方式で聞いてみる。咳は以前からあり悪化はしていないという。冷汗や発熱はない。

　時間軸に沿って症状を書いていくと、図2のようなグラフになる。

　この症例では、胸痛以外にもキーワードがいくつかみつかる。例えば、**左指と左口唇のしびれ**である。これは手口感覚症候群

第5章 さあ、診断推論をしてみよう

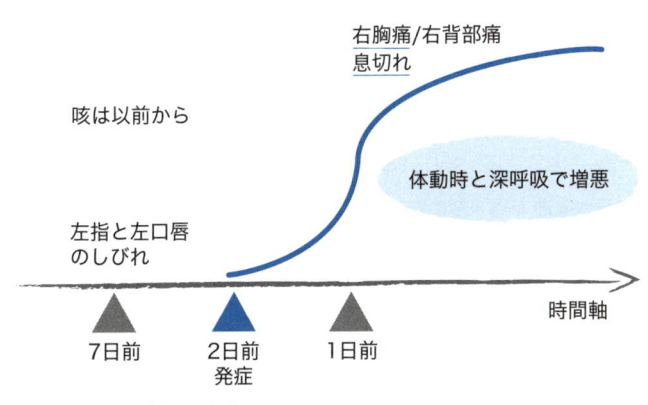

図2 症例3の症状の変化

- 7日前：左指と左口唇のしびれ、咳は以前から
- 2日前 発症
- 1日前：右胸痛/右背部痛、息切れ、体動時と深呼吸で増悪

(cheiro-oral syndrome）と呼ばれ、視床に脳梗塞があることを示唆する重要な所見である。視床では手と唇の支配領域が接している。

次に、**息をすると胸が痛む**。これもキーワードとなる。大きく息をすると胸が痛むというのは、胸膜に炎症があることを示している。つまり、胸膜炎である。

そして、**COPDの病歴**もキーワードとなる。COPDがあれば、気胸を起こすことがある。肺炎によってCOPDは増悪する。また、COPDのほとんどはタバコが原因なので、肺がんを起こす可能性が高くなる。

### 身体所見

| | |
|---|---|
| 意識　清明 | |
| 体温　36.8℃　　血圧　115/45mmHg　　心拍数　79回/分 | |
| 呼吸回数　18回/分　SpO$_2$ 86％（室内気） | |
| 眼瞼結膜：貧血（−）　黄染（−） | |
| 頸部：甲状腺腫大（−）　頸部リンパ節触知（−）<br>　　　気管短縮（−）　胸鎖乳突筋肥厚（＋） | |
| 心音：雑音（−）　整 | |
| 呼吸音：全体に弱い、左右差なし、crackles（−）<br>　　　　右前胸部第7肋骨に圧痛（＋） | |
| 腹部：平坦/軟　圧痛（−）　肝脾腫（−）　腫瘤（−） | |
| 四肢：浮腫（−）　チアノーゼ（−）　ばち指（−）冷感（−） | |

　身体所見では、室内気で86％と酸素飽和度（SpO$_2$）が下がっている。そして、COPDを示唆する身体所見として、胸鎖乳突筋の肥厚が認められ、呼吸音が全体に弱くなっている。この患者に特徴的なことは、右の前胸部の第7肋骨に、ピンポイントで圧痛があることであった。

　ここでプロブレムリストを作成してみよう。

### プロブレムリスト

\#　右胸部痛
\#　右背部痛
\#　低酸素血症
\#　COPDの既往

第5章 さあ、診断推論をしてみよう

● 必要な検査は？

　右第7肋骨にはピンポイントで圧痛があるので骨折を起こしている可能性がある。骨折の原因は何だろう。外傷はなさそうである。50歳以上ではがんによる骨転移を考慮しなければならない。肋骨骨折だけでこのような低酸素血症になるとは考えにくい。がんや肺炎、COPDの増悪があるのだろうか。画像での胸部病変の確認が必要である。

### 検査所見

〈血算〉

| | |
|---|---|
| WBC | 8,260 /μL |
| Hb | 13.8 g/dL |
| Ht | 44.4 % |
| Plt | 19.0 万/μL |

〈血液生化学〉

| | |
|---|---|
| TP | 6.6 g/dL |
| Alb | 3.7 g/dL |
| T.bil | 0.4 mg/dL |
| AST | 14 IU/L |
| ALT | 13 IU/L |
| BUN | 14.9 mg/dL |
| Cr | 0.57 mg/dL |
| CK | 60 IU/L |
| CRP | 0.8 mg/dL |
| Na | 138 mEq/L |
| K | 4.3 mEq/L |
| Cl | 99 mEq/L |

〈血液ガス〉

| | |
|---|---|
| pH | 7.42 |
| pCO$_2$ | 47 mmHg |
| pO$_2$ | 53 mmHg |
| HCO$_3^-$ | 30 mmol/L |
| A-aDO$_2$ | 24（年齢÷4＋4＝21）[1] |

\*1 正常は年齢÷4＋4以下
\*2 諏訪中央病院がある茅野（ちの）市は標高800 mなので大気圧は696 mmHgで計算
\*3 下線は異常値

pCO$_2$（二酸化炭素分圧），pO$_2$（酸素分圧），A-aDO$_2$（肺胞気 – 動脈血酸素分圧較差）

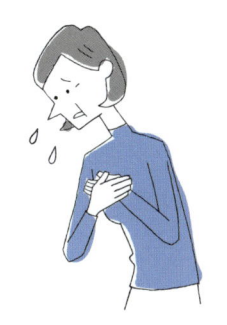

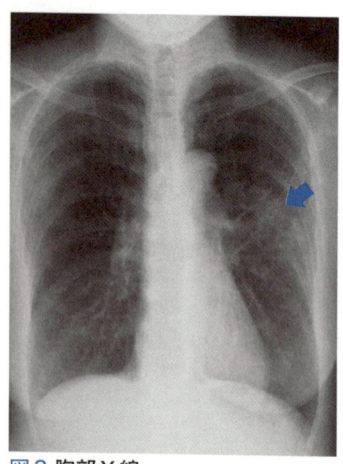

**図3 胸部X線**
左中肺野に透過性の低下と腫瘤陰影を認める（➡）

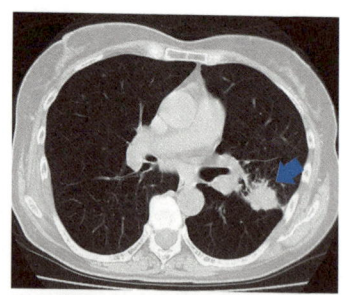

**図4 胸部CT（肺野条件）**
左中肺野の肺門部に腫瘤影（➡）、肺野に斑状影を認める

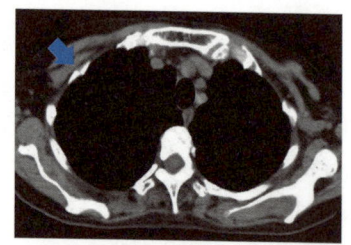

**図5 胸部CT（縦隔条件）**
右肋骨の骨折を認める（➡）

　血液検査では、異常を認めない。血液ガスの検査では、A-aDO$_2$ が高く、酸素の取り込みが悪くなっていることがわかる。胸のX線写真とCTでは、左の胸部に陰影が認められる（図3〜5）。

　気管支ファイバーを施行し、最終診断は、原発性の肺腺がん（S4）、右の第7肋骨の骨転移、COPD、手口感覚症候群となった。

## ● 最終診断

**原発性肺腺がん（S4）、骨転移、COPD、手口感覚症候群**

　肺がんそのものは左胸にあるのだが、肋骨への骨転移が右側に起こっているので、それで右の骨転移の部分の痛みと、その肋骨の下を走る肋間神経の痛みである背部痛が起こっていたのだ。また、この腺がんが、ムチンを産生することによって非細菌性血栓性心内膜炎という病態を起こし、視床に血栓が生じた可能性が考えられた。

# 6 診断力を鍛える勉強法

　私は教科書を熟読するより、症例問題を解きながら勉強することが好きだ。この方が臨床での勘が養われやすいし勉強をしていて楽しい。いろいろな症例集が出ている。自分の興味ある分野や目的に合わせて選べばよい。

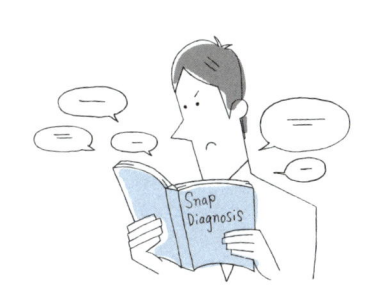

### おすすめ書籍

難易度　★ 初級　★★ 中級　★★★ 上級

## Snap Diagnosisを鍛える本

- 『プライマリ・ケアの現場で役立つ 一発診断100』（宮田靖志, 他/著）, 文光堂, 2011　★

    総論ではエキスパートの思考過程が詳しく論じられている。各論ではプライマリ・ケアの日常診療でよく遭遇する100症例が提示されている。

- 『ダヴィンチのカルテ　Snap Diagnosisを鍛える99症例』（山中克郎, 佐藤泰吾/編）, シービーアール, 2012　★★

    救急室でよく遭遇する疾患に対するsnap diagnosisの紹介である。美しい写真と若手医師へのメッセージが散りばめられた美術書のような本。

- 『外来診療のUncommon Disease』（生坂政臣/編著）, 日本医事新報社, 2014　★★★

    医学的なキーフレーズ（semantic qualifier）の立て方とuncommon diseaseに対する一発診断を学ぶことができる。

## 症例集

- 『目指せ！外来診療の達人』（生坂政臣/編著）, 日本医事新報社, 2010　★

    外来症例をもとに、問診を重視した鑑別診断の進め方を学ぶことができる。鑑別診断を行ううえで重要なキーワードをどのようにみつけるかが理解できる。

- 『診断力強化トレーニング』（松村理司, 酒見英太/編, 京都GIMカンファレンス/著）, 医学書院, 2008　★★★

    京都GIMカンファレンスという総合診療ケースカンファレンスで発表された教育症例が掲載されている。雑誌「総合診療」（医学書院）にも、京都GIMカンファレンスの症例は毎月紹介されている。診断の難しい症例が多い。

- 『カンファレンスで学ぶ 臨床推論の技術』（野口善令/監）, 日経BP社, 2015　★★

    日経メディカルのコラムを書籍化したものである。全国の臨床研修病院で実際に検討された症例における診断推論の方法が、わかりやすく書かれている。

第5章　さあ、診断推論をしてみよう

　さまざまな医学雑誌に定期的に教育的な画像や症例や提示されている。これらを使った勉強法では答えを最初から読まずに、症状や身体所見だけからどのようなプロブレムがあり、鑑別診断として何を考えるかを考えてみるとよい。次に、自分なら診断のためにどの検査を出すのかを考え、最後に答え合わせをする。

　このようなことを繰り返していると、次第に診断推論の力がついてくる。この目的としてよく使われる医学雑誌を紹介する。

> **医学雑誌**
>
> ①「レジデントノート」（羊土社）
>   　研修医向けの雑誌
> ②「総合診療」（医学書院）
>   　プライマリケア医向けの雑誌
> ③「日経メディカル」（日経BP社）
>   　登録（無料）すればオンラインでも閲覧可能である
> ④「New England Journal of Medicine」
>   　Case records of the Massachusetts General Hospital
>   　東京大学の学生が作った日本語資料もある
>   　http://plaza.umin.ac.jp/~NEJM/

　指導医に鑑別診断を問われ、どうしても思いつかないときの秘策がある。「結核、悪性リンパ腫、SLE、HIV、梅毒」と答えればよい。これらの疾患はさまざまな全身症状を起こすことで有名である。正解とは異なるかもしれないが、答えをかすめる可能性が高い。指導医から「君、よく勉強しているね」と褒められるのは間違いない。

# 7 医師・医学生にとっての勉強とは

　江戸末期の医師に緒方洪庵（1810～1863年）という人がいた。「名を求めず、利を求めなかった。あふれるほどの実力がありながら、しかも他人のために生き続けた」という。洪庵は1838年に蘭学塾「適塾」を大阪で開いた。記録が残る1844年からの20年間だけで日本中から636人が塾生となった。その中に福沢諭吉もいた。

　『福翁自伝』で福沢諭吉は「およそ勉強ということについては、この上にしようもないほどに勉強した」と述べている。勉強や寝るスペースは畳一枚分であった。毎月、席替えがあり成績上位のものからよい席をとる。人が往来する通路では夜中に人に踏み起こされ、壁に面した席では昼間でも灯火をつけて読書しなければならないため、いい場所を確保しようと皆が必死になって勉強した。一冊しかないヅーフの蘭和辞書を頼りに、医学書や物理書の会読に備えた。辞書がある部屋はヅーフ部屋と呼ばれ、夜通し灯火がついていたという。訓戒が残されている。

> 「医者がこの世で生活しているのは、人のためであって自分のためではない。決して有名になろうと思うな。また利益を追おうとするな。ただただ自分を捨てよ。そして人を救うことだけを考えよ」

　勉強をしたいと思う若者が日本中から集まり、切磋琢磨しながら必死に勉強した。仲間から刺激を受け刺激を与えながら、知識

を蓄え技術を磨いていくことが大切である。学生時代に必死になって医学の勉強に集中する期間があるのも良いものだ。

　医師国家試験の勉強はときとして無味乾燥な知識の暗記となる。しかし、良き臨床医となるためにはたくさんの知識を持ちあわせていなければならない。**国試合格が目標ではない。医師になってたくさんの患者を助けることが君たちの目標である。**

　将来の夢をいだきながら勉強すると、苦労も楽しいものとなる。

# Profile

**山中 克郎**　Katsuo Yamanaka
諏訪中央病院 内科・院長補佐

1985年 名古屋大学医学部卒業。名古屋掖済会病院にて研修。1994年名古屋大学医学部大学院卒業。バージニア・メイソン研究所（米国シアトル）での研究、名城病院内科、国立名古屋病院（現：名古屋医療センター）血液内科勤務を経て、カリフォルニア大学サンフランシスコ校（UCSF）一般内科に留学。2010年 藤田保健衛生大学救急総合内科教授。2014年12月から諏訪中央病院 内科・院長補佐。

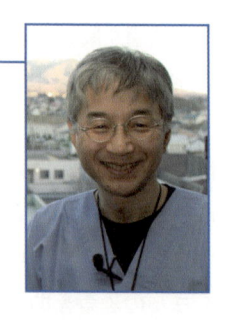

　標高800mにある八ヶ岳が一望できる地域の病院で、往診を含めた地域医療、若手医師/医学生教育、自分自身の内科診療ブラッシュアップに取り組んでいます。余暇にはハイキング、野菜作り、陶芸を楽しみ、大自然に囲まれた環境を満喫しています。モットーは「情熱こそ力だ！」

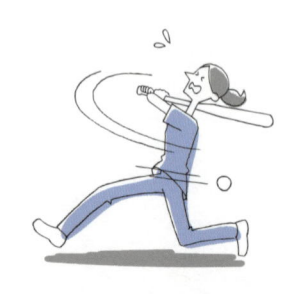

# 医学生からの診断推論
## 今日もホームランかっとばそうぜ

2016年4月15日　第1刷発行

著　者　山中克郎
発行人　一戸裕子
発行所　株式会社 羊 土 社
　　　　〒101-0052
　　　　東京都千代田区神田小川町2-5-1
　　　　TEL　03 (5282) 1211
　　　　FAX　03 (5282) 1212
　　　　E-mail　eigyo@yodosha.co.jp
　　　　URL　http://www.yodosha.co.jp/
装　幀　関原直子
本文デザイン　株式会社サンビジネス
本文イラスト　小山琴美（株式会社ツグミ）
印刷所　三美印刷株式会社

© YODOSHA CO., LTD. 2016
Printed in Japan

ISBN978-4-7581-1788-3

本書に掲載する著作物の複製権，上映権，譲渡権，公衆送信権（送信可能化権を含む）は（株）羊土社が保有します．
本書を無断で複製する行為（コピー，スキャン，デジタルデータ化など）は，著作権法上での限られた例外（「私的使用のための複製」など）を除き禁じられています．研究活動，診療を含み業務上使用する目的で上記の行為を行うことは大学，病院，企業などにおける内部的な利用であっても，私的使用には該当せず，違法です．また私的使用のためであっても，代行業者等の第三者に依頼して上記の行為を行うことは違法となります．

JCOPY ＜(社) 出版者著作権管理機構 委託出版物＞
本書の無断複写は著作権法上での例外を除き禁じられています．複写される場合は，そのつど事前に，(社) 出版者著作権管理機構（TEL 03-3513-6969，FAX 03-3513-6979，e-mail：info@jcopy.or.jp）の許諾を得てください．

# 羊土社のオススメ書籍

## その症候、英語で言えますか？
### はじめに覚える335症候とついでに覚える1000の関連語

近藤真治／著,
Wayne Malcolm／英文校閲・ナレーター,
飯野 哲／編集協力

診療でよく出合う基本症候とその定義を英語でまるごと習得！語句の意味だけでなく、用語の学術的な使い方や関連語もスイスイ身につく、医学英語を初めて学ぶ方、学び直したい方にオススメ！音声ダウンロード特典つき．

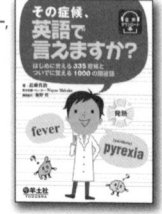

- 定価(本体2,200円＋税)　■ B6判
- 159頁　■ ISBN 978-4-7581-1760-9

## 臨床につながる 解剖学イラストレイテッド

松村讓兒／著,
土屋一洋／協力

疾患のなりたちや治療法から、人体の構造と役割を楽しく学べる教科書．イメージしやすいイラストと豊富な臨床画像、親しみやすい文章で臨床でも役立つ解剖学知識が自然と身に付く！解剖のおさらいにもオススメ．

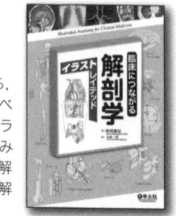

- 定価(本体6,200円＋税)　■ B5判
- 348頁　■ ISBN 978-4-7581-2025-8

## 画像診断に絶対強くなるワンポイントレッスン2
### 解剖と病態がわかって、読影のツボが身につく

扇 和之, 堀田昌利／編

解剖と病態がつながり、わかりやすい！わかるから面白くなる！画像診断のツボが自然と身につく入門書，第2弾！症例を見ながら画像診断の重要ポイントを、カンファレンス形式で紹介していきます．

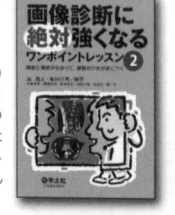

- 定価(本体3,900円＋税)　■ A5判
- 236頁　■ ISBN 978-4-7581-1183-6

## 正常画像と比べてわかる 病理アトラス 改訂版
### 全身がみえてくる！118疾患1000画像

下 正宗, 長嶋洋治／編

正常所見と異常所見、肉眼像と組織像を比べることで、病変像がまるわかり！英語も併記した索引で充実度◎．病理実習や日常診療にも役立つ優れ物．医学部生、臨床医必携の超アトラスです！

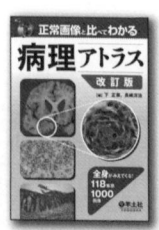

- 定価(本体4,600円＋税)　■ A5判
- 341頁　■ ISBN 978-4-7581-1772-2

---

発行　羊土社　YODOSHA
〒101-0052　東京都千代田区神田小川町2-5-1　TEL 03(5282)1211　FAX 03(5282)1212
E-mail：eigyo@yodosha.co.jp
URL：http://www.yodosha.co.jp/

ご注文は最寄りの書店、または小社営業部まで